DOCTOR-BRENNUS

Dès qu'un pays commence à sa peupler, il faut de toute nécessité que la prudence des individus limite le nombre des naissances ou que la population soit moissonnée par la misère.

Du CHATEL

AMOUR

ET

SÉCURITÉ

Que la prudence pénètre dans les ménages et préside à l'établissement de chaque famille et l'on n'aura plus à s'inquiéter de l'humanité.

ROSSI.

NOUVELLE ÉDITION
Revue, corrigée, augmentée de la Procréation volontaire des Sexes et de la Fécondation Artificielle

PARIS
CONSTANT CHOLLET
41, RUE DES DAMES, 41

1895

AMOUR ET SÉCURITÉ

DOCTOR BRENNUS

> Dès qu'un pays commence à sa peupler, il faut de toute nécessité que la prudence des individus limite le nombre des naissances ou que la population soit moissonnée par la misère.
>
> Du CHATEL

AMOUR
ET
SÉCURITÉ

> Que la prudence pénètre dans les ménages et préside à l'établissement de chaque famille et l'on n'aura plus à s'inquiéter de l'humanité.
>
> ROSSI.

NOUVELLE ÉDITION
Revue, corrigée, augmentée de la Procréation volontaire des Sexes et de la Fécondation Artificielle

PARIS
CONSTANT CHOLLET
41, RUE DES DAMES, 41

1895

AMOUR ET SÉCURITÉ

PREMIÈRE PARTIE

AVANT-PROPOS

SOMMAIRE

La lutte pour la vie et la décroissance

La lutte pour la vie est une des grandes lois de la nature animée, inhérente à son équilibre, à son organisation comme la pesanteur l'est à la matière.

Pour vivre il faut détruire, et la raison du plus fort est toujours la meilleure.

Ce sont là des principes fondamentaux, posés par dame nature, qu'il est utile de mentionner ici, pour servir de base et au besoin justifier le modeste ouvrage que j'écris dans le louable but de préparer, à nos descendants, la paix, l'aisance et la prospérité.

Amour et sécurité est à la fois une œuvre de science, de morale et d'économie politique.

J'ai, en l'écrivant, l'espoir d'aider à résoudre le fameux problème qu'ont abordé tous les grands esprits de ce siècle, mais qu'aucun d'eux n'a parfaitement résolu, malgré les luttes et les solutions nombreuses auxquelles il a donné lieu.

Je veux parler du socialisme.

La statistique, cette science presque moderne, établit qu'en Europe, la population décroît d'une façon sensible.

La grande majorité des économistes et des politiciens s'est émue de cet état de choses qu'ils ont appelé désastreux et menaçant.

Ils en ont recherché les causes, prédit les conséquences, qualifiées de funestes, puis dans un sublime élan de patriotisme, mettant en mouvement tous les rouages de la publicité, ils ont jeté l'alarme et fait un chaleureux appel aux facultés reproductives des

Français. L'avenir de la nation, les devoirs du citoyen, la bénédiction de Dieu, sont les principaux arguments dont ils se sont servis.

Le prochain recensement nous renseignera sur leur efficacité.

Sans aucun doute, les reproducteurs auront fait la sourde oreille, et l'on aura vu, comme par le passé, les tribunaux punir de trop fréquents infanticides et les avorteuses continuer d'avoir une nombreuse clientèle.

Dans ces campagnes contre la décroissance, les entraîneurs, même les plus optimistes, ne se font point d'illusion, car, en ceci comme en tout, il me semble que, pour être entendu, il faut prêcher d'exemple.

Pas un seul d'entre eux ne nous a dit : Faites comme moi. Et pour cause...

La population décroit, cela n'est pas douteux, et je dis plus, cela est utile, nécessaire, indispensable.

Quelqu'invraisemblable que paraisse cette affirmation, j'ai la prétention de la justifier et de répondre dès à présent à mes contradicteurs.

Comment l'augmentation du nombre nécessite la destruction

Si l'on en croit la Bible, le créateur aurait dit aux

hommes et probablement aux animaux et aux plantes : « Croissez, multipliez, remplissez la terre », etc.

Les enfants de Dieu se plurent tant et si bien à mettre ce conseil en action, que la terre sainte fut bientôt peuplée, très peuplée.

Les premières années furent ou durent être calmes, paisibles, heureuses. Ce fut l'âge d'or de l'humanité. Les hommes vécurent en frères. La terre natale leur donnait en abondance tout ce dont ils avaient besoin. Rien ne manquant à leur félicité, l'entente était parfaite.

Mais le nombre augmentant toujours, le bien-être et la richesse diminuèrent dans la même proportion. Le sol suffisant de moins en moins aux exigences de chacun, les plus habiles ou les moins scrupuleux prirent la meilleure part au détriment des autres. De là naquit la pauvreté et de la pauvreté la division.

Pour vivre, il fallut tuer !

Telle fut, telle est, telle sera la cause nécessaire, inexorable des guerres, c'est-à-dire du meurtre, cette cause qui est dans le besoin de vivre et se traduit par la destruction.

Les hostilités terminées, la paix régnait juste le temps nécessaire pour créer les mêmes difficultés, la même nécessité d'éliminer le superflu. Cela se fit quelquefois par des émigrations.

La faim, dit-on, chasse le loup du bois.

Les nations affamées débordèrent et s'étendirent au-delà des limites naturelles de leurs empires sur tous les pays environnants, retardant ainsi le moment des luttes intestines, le moment fatal de s'entre-dévorer, pour y arriver plus tard.

Quelqu'imaginaires que soient ces récits allégoriques des premiers temps de l'humanité, ils n'en renferment pas moins un fond de vérité confirmée par les faits.

Je n'ai pas à rechercher ici comment le genre humain a pris possession de la terre habitée ; s'il a eu un berceau et si ce berceau se trouve, comme on dit vulgairement, ailleurs, ou autre part. Si je m'en rapporte exclusivement à l'histoire, à l'histoire réelle et indéniable, je constate partout que des causes semblables ont produit des effets identiques.

Je vois en tout temps des peuples pratiquer chez eux la guerre civile aussi longtemps que possible pour se ruer ensuite les uns sur les autres, poussés par cette loi de nature : Vivre ou mourir.

Exemples tirés de l'histoire

Pour fortifier davantage cette opinion, je n'ai qu'à m'en rapporter aux invasions historiques, aux émigrations en masses des peuples quittant leur patrie pour se mettre à la recherche et à la conquête d'une terre plus féconde ; je n'ai qu'à observer le mouvement remarquable qui, depuis la plus haute antiquité jusqu'aux temps modernes, les porte à se diriger ordinairement du Nord au Sud et de l'Est à l'Ouest, c'est-à-dire de la terre épuisée par un long séjour, insuffisante à raison de l'état actuel de la civilisation au nombre devenu trop grand, vers un sol plus fertile et moins habité.

Les Phéniciens et les Egyptiens émigrèrent en Grèce, les Grecs (Thyréniens) la quittèrent pour se rendre en Italie.

La Gaule fut à diverses reprises envahie par des peuples d'origine celtique, et l'Europe dut résister aux émigrations de plusieurs nations asiatiques : Madgyars, Tartares, Arabes, Turcs.

Plus récemment le développement extraordinaire de la population allemande la mit dans l'obligation de chercher de nouvelles terres. Le courant prit d'abord la direction de la Russie, et de 1816 à 1826 plus de 250.000 Allemands envahirent pacifiquement cette immense contrée.

En 1870, leur objectif fut la France, mais cette fois l'invasion ne fut point pacifique. L'Allemagne avait encore besoin d'une saignée : la guerre ou l'émigration. Ce fut la guerre, et nous fûmes vaincus moins par le nombre que par la trahison.

Depuis lors, les vides sont comblés de part et d'autre et l'effervescence commence à grandir. Un nouveau cataclysme humain, une nouvelle cure devient de jour en jour plus certaine, plus indispensable, plus imminente.

J'en déduis cette conséquence évidente et naturelle, que la multiplication trop considérable des individus entraine infailliblement l'obligation de les détruire.

Preuves fournies par la nature

Tout ce qui vit dans la nature peut au surplus servir d'exemple. Il suffit, pour le trouver d'observer ce qui se passe autour de nous. Comparez, dans un champ, ce blé, ces légumes, ces plantes trop rapprochées avec les autres largement espacées du champ voisin. Vous verrez les premières étiolées souffrantes et chétives. Parmi celles-ci, les plus fortes domineront bientôt leurs voisines et les étoufferont. Pour que les unes vivent, il faut que les autres meurent, mais meurent avant l'âge.

Dans l'autre champ, au contraire, toutes sont également vivaces et luxuriantes. Pourquoi le bûcheron éclaircit-il les fourrés trop épais, si ce n'est pour donner aux plants choisis et préférés, l'air, la lumière, la vie enfin qui leur est indispensable.

Si du domaine des plantes nous remontons à celui des animaux, nous sommes convaincus davantage encore de ce que les hommes n'obéissent pas à des sentiments guerriers, à de vains désirs de conquêtes, à la satisfaction que donne à l'amour propre la gloire et le succès, mais seulement au besoin résultant du nombre, à la fatalité qui domine les quantités, à l'ordre même des choses.

Sans vouloir comparer les invasions historiques aux migrations des oiseaux qui vont sous des climats plus heureux trouver la nourriture qui leur ferait défaut, voyez les fourmis qui se séparent, voyez surtout les abeilles qui luttent pour la conservation de la ruche commune avant que les vaincues aillent chercher une autre retraite.

Le nombre des enfants de cette petite république étant devenu trop considérable, il faut les détruire ou les expatrier.

Ceux qui se lamentent et déplorent le décroissement actuel ont donc tort, puisque leurs conseils, s'ils étaient suivis, ne parviendraient qu'à hâter un cataclysme que la sagesse humaine peut retarder, sinon prévenir.

Les devoirs de l'époux et du citoyen

Je ne suis pas de ceux qui pensent qu'il n'y a plus de frontières et que les peuples sont sur le point de s'unir dans une même pensée de concorde et de fraternité.

Sans doute ceux qui travaillent à l'établissement de la paix universelle poursuivent un noble but et nous ne pouvons qu'applaudir à leurs louables efforts.

Qu'il me soit permis de les aider dans cette tâche difficile. Je crois que pour aboutir, il faut nécessairement modifier les conditions sociales et économiques des peuples.

C'est en vain que les réformistes à outrance, socialistes, révolutionnaires ou anarchistes signalent le mal et se proposent d'y remédier; pour l'atteindre il faut en détruire la cause.

« Vous dont les familles n'ont pas encore gravi les hauteurs de la société, dit Rossi, au lieu d'élever vers le sommet des regards d'envie et de former des vœux impuissants, regardez autour de vous et prêtez-nous l'oreille.

Que la prudence pénètre dans les ménages et préside à l'établissement de chaque famille et on n'aura plus à s'inquiéter de l'humanité. »

« Dès qu'un pays commence à se peupler dit M. Duchâtel, il faut de toute nécessité que la prudence des individus limite le nombre des naissances ou que la population soit moissonnée par la misère » nous pourrions ajouter : ou par la guerre.

Limiter n'est pas diminuer c'est simplement ne pas augmenter.

Lecteurs faites votre devoir d'époux et de citoyen. Donnez à la patrie des enfants pour la défendre, à votre vieillesse des bras pour la secourir et ne vous laissez pas guider par un sentiment exagéré d'égoïsme.

Souvenez-vous de ce précepte trop vrai : — Qui n'a qu'un enfant n'en a pas — et faites en sorte d'assurer à vos vieux jours les consolations et les soins affectueux dont est seul capable l'amour filial.

Lorsque tant d'espérance et de joie futures reposent sur une seule tête elles risquent fort de s'évanouir à jamais pour ne laisser qu'un désespoir accablant et de terribles remords.

Pénétrez-vous bien de cette vérité ; faites des citoyens robustes et éclairés, ne gaspillez pas votre jeunesse, songez que la force et la prospérité d'une nation ne dépendent pas du nombre de ses sujets mais de leurs qualités physiques et morales.

Le Paupérisme et la Société

La misère noire, hideuse, cruelle sévit surtout et seulement dans les pays trop peuplés.

De toutes les capitales européennes, Londres est celle qui compte, au-delà de toute proportion, le plus de misérables, de déshérités inutiles ou nuisibles qui ne gagnent rien, ne produisent rien, sont à la charge de la charité publique et constituent la véritable plaie d'une société civilisée.

La Chine possède la population la plus dense du monde entier, malgré le soin qu'ont les parents de jeter à la rivière tous les enfants mal conformés, et la Chine n'a rien que puisse envier l'Europe, c'est un pays de servage et de privations. Malgré sa sobriété, le Chinois ne peut vivre chez lui, il lui faut traîner un peu partout une existence difficile et intolérable. Les Japonais nous ont appris ce qu'ils valaient.

Tous ces déshérités constituent ce que l'on nomme en France la lie du peuple. La lie, c'est-à-dire l'écume, l'immondice qui se corrompt, fermente et menace de troubler la totalité.

Pourtant ces hommes ont droit à l'existence puisqu'ils ont été créés. Ils ont ce droit et peuvent le revendiquer. Le font-ils ? Le *Père Peinard* et la dynamite en sont une preuve réelle et retentissante.

La force coercitive de la Nation est impuissante à réprimer cette manifestation du droit de vivre.

L'anarchie est une utopie, sans doute, elle est aussi la manifestation particulière d'une situation, d'une loi ; l'éclosion d'un principe créé par un état nouveau.

Les anarchistes se sont appelés Jacques Bonhomme et plus tard ils ont fait 89.

Ravachol est sans doute un assassin, un criminel, un misérable, mais il est peut-être aussi un instrument irresponsable mis en mouvement par une force latente qui se manifeste.

Quel est le coupable, du bacile ou du principe de la fermentation.

La lave détruit tout sur son passage, mais la lave est lancée par le volcan.

Que demandent les anarchistes ? Leur part de la fortune publique, une place suffisante dans la société.

Pourquoi donc existe-t-il tant d'oisifs, de souffreteux, de mendiants, de révolutionnaires ? C'est parce que le travail rémunérateur est insuffisant pour occuper tous les bras disponibles. Il ne suffit pas en effet de travailler pour vivre, il faut avant tout pouvoir vivre en travaillant. Le pauvre abandonné à ses seules ressources, ne peut atteindre ce résultat, s'il a plusieurs enfants.

Conflit entre le Progrès industriel et le Travail rémunérateur

Grâce au progrès, la machine industrielle remplace aujourd'hui la machine humaine et supprime presque totalement la main-d'œuvre proprement dite.

Les ateliers se dépeuplent et la rapidité économique de la production tue, par la concurrence, les petites industries privées.

Peut-on faire un crime à l'ouvrier, au père de famille inoccupé, parce qu'on ne veut plus de son travail, de se plaindre et de mendier ?

Travaillez, lui dira-t-on. Où ? comment ? avec quoi ?

Dans les magasins, dans les ateliers, partout les patrons n'ont que l'embarras du choix, entre dix postulants, pour une place vide.

Tous les va-nu-pieds ne sont point des paresseux, et s'il en est, j'expliquerai plus loin comment ils le deviennent, car, comme le dit François Coppée, la cause d'un fait vient souvent d'un concours d'évènements fatal.

Les meilleures volontés et les bonnes références ne suffisent plus aux ouvriers besogneux devant cette pénurie d'emplois.

Pourtant, rien ne chôme, tout se fait : la production suffit largement à la consommation.

Toutes les administrations publiques et privées sont assaillies de demandes pressantes et recommandées. L'industrie, le commerce, l'agriculture ont leur contingent de travailleurs.

Le rendement agricole n'a point, il est vrai, de sitôt atteint son maximum vers lequel doivent converger tous les efforts. Puisque l'agriculture est une des mamelles dont la France se nourrit, féconder cette mamelle c'est augmenter la fortune publique, c'est donner à l'accroissement la nourriture qui lui manque, c'est fortifier la Nation. Mais il manque à l'agriculture moins de bras que de science. Les préjugés routiniers sont ses pires ennemis.

Une culture intensive et raisonnée permet d'augmenter les recettes en diminuant les dépenses, mais n'exige pas un cultivateur de plus.

Les moissonneuses, les faucheuses, les batteuses, les charrues perfectionnées font plus rapidement et plus économiquement que les ouvriers le travail de la ferme. Employer ceux-ci c'est donc augmenter le prix de revient au détriment du bénéfice.

Pour étendre son exploitation, il ne faut plus gager d'autres domestiques, mais acheter une nouvelle machine. Les cultivateurs ne manquent point à la culture ; la science seule lui fait défaut.

De quelle utilité sont donc tous les condamnés à l'inaction. Quel rôle joue celui qui ne fait rien ?

Qu'est-il ? Il est un parasite qui vit aux dépens de la Nation et l'affaiblit.

Il souffrira sans doute en patience pendant quelques jours, à la recherche du moyen de gagner son pain, mais lorsqu'en rentrant le soir, il trouvera ses enfants affamés, sa femme en pleurs, la maison sans argent, pendant que dans la rue rouleront de somptueux équipages, vous vous étonnez que naisse en lui le sentiment de la révolte ?

Pourquoi donc lui demandez-vous, après cela, de se créer une nombreuse progéniture ?

La famille et les soucis du lendemain

Le travailleur économe, laborieux, intelligent, peut se suffire à lui-même, mais peut-il pourvoir aux besoins multiples d'une nombreuse famille ? Généralement, non.

Malgré la profusion des produits naturels et industriels, malgré la diminution des valeurs extrinsèques, personne n'ignore que la vie coûte plus cher aujourd'hui qu'autrefois.

Les enfants deviennent dès lors une charge lourde. Ils augmentent les dépenses et diminuent les recettes, car la mère, qui souvent auparavant gagnait pour elle, est désormais retenue à la maison, empêchée de travailler.

Si de précédentes économies amassées dans le but de parer à cette éventualité n'aident pas aux nouveaux besoins, il faudra longtemps pour rétablir l'équilibre, par ce fait renversé, du petit budget du ménage.

Supposez qu'il en vienne alors plusieurs, la gêne se fait sentir et avec elle les privations, l'anxiété.

L'ouvrier revient de l'atelier morose et soucieux. L'expansion et la gaieté des premiers jours ont disparu ; le visage s'assombrit : un nuage s'élève que l'amour paternel est souvent impuissant à dissiper.

Si rien n'empêche la nature d'opérer son œuvre et si de nouveaux-nés viennent s'ajouter encore aux premiers, nous assisterons à ce spectacle douloureux de la misère noire dans le ménage qui devient un enfer.

Les souffrances physiques et morales, l'incertitude continuelle du lendemain, le souci constant de l'avenir, les craintes qui renaissent avec chaque jour aigrissent promptement le caractère et l'amour d'autrefois devient le sujet des reproches et des disputes d'aujourd'hui. Le bonheur ne saurait être l'hôte de la misère et de la pauvreté.

Malheureusement et pour comble de revers, le

mari pour oublier ses maux et ses souffrances qu'il est impuissant à soulager, néglige le foyer conjugal et s'attarde en de mauvais lieux. Il éprouve le besoin de noyer son ennui dans l'alcool. C'est un naufrage complet.

Et pourtant il eut été heureux avec un enfant ou deux!

Que deviennent alors ces pauvres petits êtres ? Parfois d'honnêtes gens, souvent des misérables, surtout dans les villes, alors que livrés à eux-mêmes sans éducation, ils sont exposés à toutes les corruptions des mauvaises fréquentations.

Habitués dès leur bas-âge à mendier, ils préfèrent, devenus hommes, continuer cette existence vile et dangereuse plutôt que de solliciter un travail honnête pour lequel ils ne se sentent aucune aptitude. Ils deviennent les parias de la société.

Puisque le progrès tend à la diminution du travail humain, il faut, pour le maintien de l'équilibre, que les travailleurs diminuent dans la même proportion,

Les faits semblent de plus en plus donner raison au célèbre paradoxe de Rousseau.

Tous ceux qui ne font rien faute de moyens sont de trop et ce trop constitue un mal qui, loin de fortifier par le nombre l'édifice social, ne peut que l'affaiblir et le gangréner.

Les crève de faim sont une infime minorité. il reste la population aisée ou riche, dont le devoir est de peupler. Dans ce cas, me direz-vous, la multiplication des individus entraînerait la division des fortunes, l'augmentation du bien être général, le nivellement des conditions.

Vous êtes servi d'ailleurs par la réalité : la population décroit. Faut-il activer cette marche rétrograde.

Mon but n'est pas d'activer cette marche rétrograde, mais logique : il est, tout au contraire, de la corriger, de la ralentir, de l'empêcher de prendre une allure irrégulière et anormale.

La Fortune et la Postérité

Il est intéressant d'observer en effet que, sans avoir à redouter les inconvénients cités plus haut, les familles riches produisent proportionnellement beaucoup moins d'enfants que les pauvres. Pourquoi ?

Parce que l'impuissance ou la stérilité, provenant chez l'homme d'une jeunesse orageuse et déréglée, chez la femme d'un tempérament débile et souffreteux, des pertes blanches, etc. ; la disproportion des âges et l'intérêt seul consulté au détriment de l'affection, sont assurément dans la classe fortunée autant d'obstacles à la procréation.

Le riche veut que la vie lui soit une jouissance continuelle et la fortune un moyen facile de satisfaire ses désirs et ses passions.

L'aisance modeste l'effraye autant que le pauvre la misère. Pour conserver la race, il se donne un descendant, deux au plus, qui deviendront peut-être les bourgeois à la mode, des dandys, les gommeux, les efféminés, les habitués des tripots où ils se rendront les gants à la main et le monocle à l'œil.

Le père, s'il ignore la théorie scientifique de la conception, les moyens pratiques et faciles de l'éviter, se lassera promptement de ces précautions qui gâtent le plaisir. Il se rappelle le laissé-aller de sa vie de garçon et délaisse la femme légitime pour la maîtresse. Sur les grands chemins l'herbe ne pousse plus.

Il ne faut pas se le dissimuler, les parures de la maîtresse infidèle, de la cocotte inintelligente et corrompue sont payées souvent avec la dot de l'épouse honnête et trompée.

Comment et par qui sont entretenues toutes les prostituées qui infestent jusqu'aux plus petites bourgades de France sous les noms suggestifs de bonnes à tout faire et de chanteuses de cafés-concerts.

Ce ne sont ni les jeunes gens, ni les célibataires, ni tous ceux qu'une curiosité mal saine conduits aux pieds des tréteaux, sur lesquels quelques dépravées exhibent un mollet haut troussé en écorchant d'une voix cassée la chanson réaliste et fin de siècle.

Il suffit d'avoir quelque peu vécu dans ce monde où l'on s'amuse, pour savoir que neuf fois sur dix, les vieux, célibataires ou non, payent pour les jeunes.

La fille soumise et avilie veut être autre chose qu'un instrument de la débauche. Après avoir vendu son corps, son art excitant et provocateur, après avoir réveillé parfois des appétits languissants, des ardeurs assoupies, elle éprouve le besoin de se retremper elle-même, de donner à un autre qu'elle préfère, parce qu'il s'appartient ou parce qu'elle ne lui doit rien, les faveurs vendues au premier.

Les probabilités du mariage

En enseignant aux époux des procédés sûrs, commodes, pratiques, avec lesquels ils pourront limiter à volonté, selon leur bon plaisir, le nombre de leurs enfants, j'aurai contribué à resserrer les liens du mariage, à le consolider, à le multiplier.

Je dis à le multiplier. Si je demande en effet à un homme de vingt à trente ans : Eh bien, ne songez-vous pas à vous marier ? Me marier ! répondra-t-il, vous voulez donc que je cesse d'être heureux ?

Comment, objecterai-je, ne seriez-vous pas plus heureux encore, avec une compagne aimée qui partagerait vos joies, votre amour, qui serait la confidente discrète et sincère de vos pensées, la consolatrice de vos peines, etc.

La femme passe encore, dira-t-il, mais ce sont les marmots qui vous arrivent pour rogner les rentes et troubler la douce quiétude des premières années du mariage. Voilà le revers de la médaille. Un père de famille ne doit plus songer à sortir, à se distraire ; il lui faut bercer des poupons pendant que la ménagère s'occupe des soins de la maison. Je veux attendre d'être plus âgé et quand j'éprouverai le besoin de me reposer, je me mettrai la corde au cou.

Que répondre à pareille argumentation ? Je ne sais rien de mieux et de plus convainçant que ceci : Votre théorie est sans doute d'une logique étroite et égoïste. Les joies de la famille sont autrement profondes, autrement douces et durables que les satisfactions vaines et fugitives de la jeunesse.

Restreindre ses libertés de garçon pour consacrer ses loisirs à sa femme, à ses enfants, n'est pas chose ennuyeuse, c'est au contraire le seul, le vrai bonheur.

On revît dans sa famille, et les satisfactions de la paternité n'ont point de rivales.

D'autre part, n'oubliez pas que vous gaspillez en ce moment la meilleure partie de votre existence. Vos relations faciles et les excès de toutes sortes qui s'ensuivent ruinent votre santé, détériorent et affaiblissent votre tempérament. Vous vous exposez d'ailleurs à bien des remords, à bien des regrets. Sans compter vos forces épuisées, ce qui peut vous créer d'amères désillusions, songez que dans ce milieu corrompu, vous condamnez non-seulement vous-même, mais encore votre famille future, qui deviendra la victime innocente de vos torts, de vos fautes, de vos imprudences. Vos enfants rachitiques, souffreteux, contaminés, ne seraient-ils pas le plus terrible reproche de vos erreurs passées et irréparables, le plus abominable des châtiments !

Pour vous soustraire au danger, choisissez au plus vite, parmi tant d'adorables jeunes filles qui vous désirent, celle qui vous plaît le mieux et mérite seule la fleur de votre jeunesse.

D'autre part, le mariage n'est pas toujours et immédiatement suivi de la conception. Vos craintes peuvent être exagérées.

Vous m'assurez qu'elle est dans l'ordre des choses, non seulement possibles, mais propables, et cette probabilité vous effraye.

Puisqu'il en est ainsi, puisque tous ces arguments sont impuissants à vous encourager, à vous convaincre, je crois de mon devoir de patriote et de philanthrope, pour dissiper vos appréhensions et détruire vos résistances, de vous offrir *Amour et Sécurité*, persuadé que si vous usez sagement des préservatifs qu'il vous enseigne, vous n'en abuserez pas et saurez concilier votre cupidité, votre frayeur des charges de la famille, avec vos devoirs d'époux et de citoyen.

Tous ceux qui connaissent le monde,ses tendances et ses aspirations, savent que de semblables considérations augmentent toujours le nombre des vieux garçons, non seulement en France, mais jusqu'en Amérique, où le gouvernement de l'un des Etats a cru devoir établir l'impôt sur les célibataires.

Je crois que la même question a été sinon discutée, tout au moins posée à la Chambre. Cette mesure serait chez nous inefficace et ridiculisée.

Le mariage est assurément la base de la société. Son importance capitale lui a valu de tous temps la sollicitude et la protection de tous les pouvoirs, de tous les gouvernements. Il est, comme le nommait un ancien, la pépinière de l'Etat.

L'encourager et le provoquer, c'est, comme je l'ai dit, faire œuvre de patriotisme et de salubrité publique ; c'est combattre ces liaisons immorales et dangereuses qui souillent le monde. La perversité des mœurs entraine l'affaiblissement de la génération. Nous périclitons.

Les hommes de complexion robuste au tempérament mâle et vigoureux sont moins nombreux qu'autrefois. Les excès, les maladies contagieuses contaminent la jeunesse et l'étiolent. Pour l'assainir et la fortifier, il suffit de favoriser l'union légitime. C'est d'elle que peuvent naitre des sujets bien constitués, énergiques, tant au moral qu'au physique.

Les Spartiates, pénétrés de cette vérité : *Mens sana in corpore sano*, donnaient la mort aux enfants chétifs et estropiés, et la Grèce était la première nation du monde.

Fatigué, épuisé, le vieux garçon se marie pour donner naissance à de jeunes vieillards qui n'ont rien de commun avec les soldats de l'an II, ni avec ceux des Thermopiles.

Nécessité des réticences conjugales

L'union légitime de l'homme et de la femme, c'est-à-dire le mariage est une institution de *haute moralité* que respectent et encouragent tous les peuples civilisés dans le but de perpétuer la race et d'établir la famille dans des conditions légales.

En se créant des enfants, les époux obéissent aux lois de la nature, à cet instinct puissant dont le nom est amour, au sentiment noble de la paternité que les sociétés ont érigées en devoir.

Il est de notre devoir de nous marier et ce devoir nous est d'autant plus facile qu'il résulte d'un besoin auquel l'homme ne saurait résister sans s'exposer à tous les désordres physiques et moraux qui flétrissent et avilissent bon nombre de ceux qui tentent en vain d'observer une continence absolue.

Si le mariage est un devoir, en est-il toujours de même de la paternité ?

Assurément non.

Il est incontestable que pour la grande majorité des individus la stérilité volontaire et absolue est un manquement coupable, très coupable, mais cela n'empêche que pour d'autres la paternité devient une faute grave, presque un crime.

Peut-on soutenir qu'il est du devoir d'un rachitique, d'un idiot, d'un individu dont le sang est vicié par quelque maladie incurable ou héréditaire de créer des enfants plus rachitiques ou pour le moins aussi contaminés que lui ?

Donner en connaissance de cause, la vie à des êtres fatalement languissants et maladifs, injustement condamnés à souffrir, pour qui la vie ne peut-être qu'un martyr, c'est assurément porter atteinte aux lois humanitaires.

Les parents qui voient se continuer en leurs descendants l'agonie douloureuse contre laquelle ils luttent péniblement doivent éprouver de bien amers regrets ou de terribles remords.

Et pourtant quelque malheureux ou quelque coupables qu'ils soient, c'est en faisant leur devoir si nous en croyons notre morale, qu'ils ont mis au monde des êtres dont le rôle sera, si la mort ne les fauche pas assez tôt, de perpétuer l'abâtardissement héréditaire.

Je demande néanmoins, s'il n'est pas plus moral et en même temps plus charitable de permettre à ces époux, d'obéir aux impulsions irrésistibles de l'amour sans s'exposer aux douleurs inutiles de l'enfantement.

En leur épargnant l'humiliation décevante d'une postérité malheureuse, nous leur rendons les joies conjugales plus douces, plus sereines et nous préservons la société de ces générations maladives et bâtardes qui l'affaiblissent.

Les enfants issus de semblables unions ont droit à tous nos efforts, à tous nos soins, à toute notre sollicitude pour prolonger leur existence et fortifier leur santé, mais ne voudrait-il pas autant les empêcher de naître ?

En quoi la morale peut-elle être blessée par le fait de laisser dans le néant des avortons ou des martyrs ?

La morale n'est pas outragée, mais la société y gagne en force et en vitalité.

L'or et la Séduction

Amour et Sécurité ne peut favoriser l'assouvissement des passions humaines, ni troubler la sécurité des familles, ni porter atteinte à leur honneur en évitant les dangers dont la peur est un frein aux doux épanchements de l'amour.

Dans l'âme d'une jeune fille, il existe autre chose que la peur, il s'y trouve aussi le sentiment du devoir, la pudeur, la dignité, le respect de soi-même.

Les coupables séductions ne seront point plus fréquentes.

Le déshonneur résulte plutôt de la conception que du fait initial et la réparation de la faute commise est une humiliation préjudiciable aux époux et à la famille. D'ailleurs, de l'abandon du corps et de l'âme, de cette effusion des êtres naît l'amour, et de l'amour au mariage, il n'y a qu'un pas, d'autant plus facile à franchir qu'il ne serait point une réparation, mais la résultante des inclinations et de la volonté.

Les fautes ne sont point toujours réparées. Pour qu'elles le soient, il faut que l'égalité des conditions sociales le permette. Or, il arrive, le plus souvent, que la fille pauvre est perdue par l'homme riche.

La fortune est une arme tentante et séductrice dont il se sert, à défaut de persuasion, pour vaincre les résistances de la pauvrette. L'or qu'il fait miroiter à ses yeux la fascine et, comme l'alouette, elle succombe à son illusion. Pourtant sa défaillance est un désastre irréparable. Demandez à ces malheureuses, salies dans le ruisseau, qui les y a mises : elles vous répondront très souvent que, débauchées par un jeune homme de famille, si ce n'est pas un père de famille, déshonorées, n'ayant pas eu la force de se relever, elles se sont laissé entraîner par le courant qui les a conduites à l'égoût.

C'est la réponse faite aux jurés par celles que la

honte a rendues criminelles et qu'écrivent parfois, avant de mourir, les autres qui se suicident.

Puisque les funestes conséquences des relations illégales sont impuissantes à empêcher le mal, que deviendra-t-il, me direz-vous, si vous les supprimez et permettez à la jeunesse de donner libre cours à ses inclinations ? Ne craignez-vous pas que le résultat soit plus déplorable encore ?

Evidemment non. Les relations sexuelles seront plus faciles, soit, mais elles seront à tous les points de vue, moins désastreuses et plus équitables.

La fille pauvre n'a ni plus d'attraits, ni plus de saveur que la riche, et l'homme fortuné la perd, parce qu'il lui est difficile ou impossible d'obtenir les faveurs de celle qui peut devenir sa femme, mais n'oserait être sa maîtresse.

Lui permettre de l'oser, c'est faire triompher l'amour et préparer le mariage.

Désespoir et Avortement

En supposant même qu'il en soit autrement, mon avis est que de deux maux il faut préférer le moindre.

La fille est trompée, c'est possible, mais elle n'est

que trompée. La preuve matérielle de sa faute n'existe plus ; il ne lui faudra pas, cruelle nécessité, aimer et nourrir l'être innocent qui la condamne ; elle n'éprouvera pas les tortures de la honte et de la réprobation publique se joignant aux tortures de l'enfantement ; elle ne sera pas exposée, affolée par cette effrayante perspective, à faire taire en elle ses sentiments maternels, pour devenir une criminelle, de complice avec ces avorteuses dont quelques-unes ont fait plus de victimes en un temps donné que la guerre, la peste et le choléra.

Mieux vaut prévenir que punir, disaient les anciens.

J'ai pensé de même, et c'est pour tant de raisons qui militent en sa faveur que j'ai écrit « Amour et Sécurité » pour permettre d'éviter l'illégitime conception et conséquemment de prévenir le crime de l'avortement.

Donner les moyens de limiter, à son gré, les charges de sa famille, augmenter le bien être général, éteindre la misère, fortifier la nation, prévenir le désespir le déshonneur ou le crime, encourager le mariage, tel est en résumé le but que je me propose en publiant cette brochure que je voudrais savoir en possession de toute la jeunesse française, dans toutes les corbeilles de fiançailles.

DEUXIÈME PARTIE

SOMMAIRE

Généralités

Avant d'aborder le sujet principal de cet ouvrage, je crois utile, pour l'intelligence des explications qui vont suivre, de donner quelques notions élémentaires que je m'efforcerai de rendre aussi simples et aussi claires que possible, sur la physiologie de la conception.

Elles permettront, quoique incomplètes, mais conformes aux théories scientifiques admises et reconnues par le monde savant sur cette importante matière, d'apprécier la valeur et la logique des procédés protecteurs et préservatifs que j'indique.

L'évidence est l'attribut des sciences exactes et positives, et les procédés précités sont aux principes de la conception ce que le corollaire est au théorème.

La physiologie, en nous initiant au mystérieux fonctionnement des organes générateurs, nous apprend en même temps les conditions sans lesquelles il ne peut s'opérer et les moyens de l'éviter.

Ce sont ces moyens que je veux divulguer à tous ceux qui les ignorent, parce qu'ils leur sont plus spécialement utiles et qu'eux seuls devraient les connaître.

Je les donne, à la condition d'en observer ponctuellement toutes les exigences, comme à peu près infaillibles.

Basés sur la science, ils en offrent toutes les garanties, auxquelles s'ajoutent celles de l'expérience.

Si, dans le monde médical, forcément initié à leurs secrets, il se trouve quelques rares familles de plusieurs enfants, c'est uniquement parce que l'un ou l'autre des époux, le plus souvent la femme, après avoir pris les conseils d'un confesseur, refuse, dans la crainte d'offenser Dieu, de les mettre en usage.

Je connais, pour ma part, des femmes cléricales qui résistent aux conseils raisonnables de leurs maris et n'objectent aucun autre motif.

Qu'elles se tranquillisent, car s'il est vrai que Dieu bénit les grandes familles, je ne sache pas qu'il leur donne du pain. La manne ne tombe plus du ciel : l'ère bienheureuse des miracles est passée.

En donnant au coït les jouissances qui l'accompagnent, mon avis est qu'il a voulu tout simplement le solliciter, mais non le rendre invariablement fructueux.

Pourquoi donc, s'il tient tant à la procréation, entoure-t-il l'existence de dangers aussi nombreux. La peste, le choléra, toutes les maladies incurables, ne sont-elles pas également son œuvre ?

Je n'insiste pas, car je crois Dieu trop grand pour s'occuper d'aussi petite chose, et assez indulgent pour pardonner aux coupables d'une précaution semblable.

Les procédés indiqués sont simples, commodes, faciles et n'enlèvent rien à la volupté.

La fragilité, la sensibilité exquise des organes génitaux exigent, dans leur emploi, beaucoup de délicatesse, sans qu'ils soient pour cela préjudiciables à la santé ni qu'ils puissent amener aucune lésion, aucune perturbation dans l'organisme.

Quelques-uns sont au contraire une mesure de propreté indispensable à l'hygiène de la femme.

Elle peut les accepter sans aversion, sans répugnance, n'étant pas de nature à effaroucher son innocence ni à blesser sa pudeur.

Il appartient à l'homme d'initier la vierge aux mystérieux secrets de l'amour ; de découvrir à ses sens ravis, à son esprit plein d'illusions, ces horizons ignorés et charmants, entrevus dans un rêve troublant et délicieux.

Pour que la réalité ne soit pas une déception, il faut que le premier amour soit un nouvel épanouissement de la fleur d'innocence qui frissonne de frayeur et d'espoir devant cet inconnu qu'elle a rêvé céleste.

Tant pis pour le butor ou le maladroit qui la froisserait en la cueillant et verrait retomber sur son front les ridicules conséquences de sa brutalité.

Tant pis également pour l'inhabile qui ne saurait lui faire adopter avec satisfaction les précautions préventives dont il sera parlé.

Ce dernier enseignement est d'ailleurs moins délicat que le premier.

Il ne s'exerce pas directement sur les sens et s'adresse à la raison avant de s'appliquer au corps.

Organes de la Génération.

Les organes génitaux sont ceux qui servent à la reproduction des individus.

Il faut pour que la génération s'opère dans l'espèce humaine, le concours de deux sexes constitués par des organes différents et portés par des individus distincts et séparés : l'*homme* et la *femme*. C'est de leur rapprochement que résulte l'être nouveau et cet acte porte le nom de *coït* ou *copulation*.

L'homme fournit le fluide fécondant et le porte dans les organes intérieurs de la femme.

La femme fournit le germe et c'est dans son sein qu'il se développe

Tous les deux prennent part à la copulation, mais la conception est l'attribut exclusif du sexe féminin.

Les organes de l'un et l'autre varient évidemment avec le rôle différent qu'ils doivent remplir.

Ceux de l'homme sont de deux sortes : secréteurs et excréteurs. Ils se composent des *testicules*, des *canaux déférents*, des *vésicules séminales*, des *conduits éjaculateurs*, des *glandes* et de la *verge*, *membre viril* ou *pénis*.

L'appareil génital de la femme est formé par les *ovaires*, les *trompes de Faloppe*, la *matrice* ou *utérus*, le *vagin*, la *vulve* et les *glandes vulvo-vaginales*.

Je vais décrire très brièvement les uns et les autres, de manière à mieux faire comprendre le rôle de chacun et le mécanisme de la fécondation.

Appareil génital de l'Homme.

DU SPERME

Le sperme est la liqueur fécondante de tous les animaux, la semence prolifique fournie par l'être mâle.

Le sperme de l'homme est un liquide formé des sécrétions des testicules et de glandes appelées *prostate* et *glandes de cowper*.

Il répand une odeur pénétrante fade, rappelant celle de l'eau de javelle ou de la fleur de maronnier.

De nature alcaline, il contient, une quantité variable, selon la force et le tempérament des individus, d'animalcules animés, auxquels on a donné le nom de *zoospermes*, *spermatozoaires*, *spermatozoïdes*. Leur forme rappelle celle des têtards.

Examinés au microscope, on les voit, aussitôt l'émission, se mouvoir en tous sens, nager comme des anguilles, en faisant onduler leurs queues. Leur petitesse est telle que 50.000 réunis ne peuvent égaler la grosseur d'un grain de sable.

Exposés à l'air, la durée de leur existence ne dépasse pas douze heures, mais elle peut être moindre.

Dans la matrice, leur vie peut se prolonger pendant huit ou dix jours.

Plusieurs circonstances, telles que la température, la nature du corps avec lequel ils sont mis en contact, la santé du procréateur, influent sur la longévité des zoospermes et leur pouvoir fécondant.

C'est ainsi que le froid subit, les acides, les mucosités âcres, les sécrétions purulentes, les affaiblissent rapidement ou les tuent.

La maladie, la mort ou l'absence des zoospermes dans la liqueur prolifique est une cause certaine de stérilité.

Il résulte de là que les personnes atteintes de maladies vénériennes ou des organes génitaux, celles de constitution débile, secrétant des zoospermes malades et sans vigueur, sont souvent impropres à la reproduction.

DES TESTICULES

Les testicules sont deux organes glanduleux, destinés à sécréter le sperme, renfermés dans une enveloppe appelée *bourses*.

Chaque testicule est entouré de filaments ténus et entrelacés, qui se réunissent sous le nom de *vaisseaux séminifères* en un tronc *afférent* au-dessous de la tête de l'épididyme, dans lequel ils se rendent pour donner naissance au canal *déférent*.

L'*épididyme* est un petit corps oblong et vermiforme très sensible au toucher, lequel, couché le long du bord supérieur du testicule, se continue avec le canal déférent.

DES CANAUX DÉFÉRENTS

Les canaux déférents sont des conduits qui transportent la liqueur fécondante des testicules dans les deux parties plus vastes appelées *vésicules séminales*.

Ces canaux, très durs au toucher, se continuent avec le canal de l'urètre : leur cavité capillaire les rend très susceptibles aux engorgements appelés orchites.

L'orchite, lorsqu'elle est double, c'est-à-dire quand les deux canaux sont oblitérés, cause l'infécondité en empêchant les spermatozoaires de passer des testitules dans les vésicules séminales et par conséquent de vivifier le sperme.

DES VÉSICULES SÉMINALES

Les vésicules séminales sont deux réservoirs placés au-dessous de la vessie, dans lesquels s'accumule le sperme au fur et à mesure de sa sécrétion.

Pendant le coït elles se contractent et le chassent brusquement par jets saccadés. Cette disposition permet de projeter rapidement toute la liqueur et de rendre l'éjaculation plus brève.

C'est pour obvier au défaut de vésicules séminales, que dans l'espèce canine, alors que l'éulajaction se fait goutte à goutte au fur et à mesure de la sécrétion, les procréateurs restent attachés l'un à l'autre pendant que le sperme se dépose lentement au col de la matrice. Autrement l'acte eut toujours été inefficace.

DES CONDUITS ÉJACULATEURS

Ils sont les prolongements des canaux déférents et s'étendent des vésicules séminales au canal de l'urètre.

C'est grâce à leur sensibilité excessives, que pendant le coït, le sperme, en les parcourant, procure cette sensation pénétrante et agréable de l'éjaculation.

DU CANAL DE L'URÈTRE

Le canal de l'urètre sert à la fois à l'émission de l'urine et à celle du sperme.

Situé dans le membre viril, il est très élastique, sujet aux rétrécissements, et tapissé à l'intérieur d'une muqueuse qui devient le siège des sécrétions purulentes dans les cas de blennorrhagies.

Cette sécrétion nuit à la fécondation et infecte les organes avec lesquelles elle est mise en contact. On lui donne vulgairement le nom de chaude-pisse, en raison des douleurs brûlantes qu'elle détermine pendant l'acte urinaire.

DES GLANDES DE COWPER ET DE LA PROSTATE

Les glandes de cowper et la prostate sécrètent un liquide lubrifiant qui facilite le coït et protège le sperme.

Elles sont situées au-devant du col de la vessie. La prostate est la plus importante, aussi ses maladies, provenant surtout des excès vénériens, sont-elles plus fréquentes et plus dangereuses.

DE LA VERGE OU PENIS

Le pénis est l'organe excitateur mâle, servant au rapprochement des sexes.

C'est un corps allongé, cylindrique, érectile

composé de l'urètre, du pénis proprement dit et de la peau.

Le pénis est la partie caverneuse de la verge.

Celle-ci ordinairement molle et pendante, durcit et se redresse pendant les érections par l'afflux du sang dans les lobes ou parties caverneuses du pénis.

Extérieurement elle se divise en deux parties : le gland et le corps de la verge, séparés par un rebord saillant appelé *couronne*.

La couronne est le siège principal de la sensibilité et de l'excitation érotique.

Appareil génital de la Femme

DES OVULES OU ŒUFS

Chaque organe de l'appareil génital masculin semble avoir un correspondant dans l'autre sexe,

C'est ainsi que l'on peut mettre en parallèle au point de vue du rôle qu'ils sont appelés à remplir :

L'ovule et le sperme ;
L'ovaire et les testicules ;
La matrice et les vésicules séminales ;
Le vagin et le pénis ;
La vulve et le prépuce, etc.

L'ovule est un corps arrondi, opaque, nageant au milieu d'un liquide semblable au jaune d'œuf et destiné comme lui au développement du fœtus. L'ovule est le germe destiné à être fécondé par le sperme ; il est sécrété par les ovaires.

DES OVAIRES

Les ovaires, au nombres de deux, sont situés en haut et de chaque côté de la matrice, avec laquelle ils correspondent par les trompes de faloppe. Ils sont creux et leur partie interne, spongieuse et vasculaire, contient de petites vésicules ou œufs de graaf.

Ces œufs ou ovules, microscopiques au début, se développent tour à tour, mûrissent et se détachent de l'ovaire à chaque époque menstruelle.

Saisi par le pavillon des trompes de faloppe, l'ovule pénètre dans la matrice et de là, si la féconcondation ne l'y fixe, est expulsé au dehors avec ou après le sang des menstrues.

DES TROMPES DE FALOPPES

Greffées au sommet et de chaque côté de la matrice, les trompes de Faloppe s'étendent sur une longueur de quatorze centimètres environ, jusqu'aux ovaires où elles s'élargissent, flottantes et découpées en languettes pour former le *pavillon de la trompe*.

Le pavillon saisit l'ovule détaché de l'ovaire et le conduit dans la matrice par un canal situé au centre de la trompe.

DE LA MATRICE

La matrice, désignée aussi sous le nom d'utérus, est destinée à loger le fœtus pendant tout le temps de la gestation.

C'est un organe creux placé au milieu du bassin, entre la vessie et le rectum, dont la forme rappelle celle d'une poire renversée.

La partie inférieure plus effilée se nomme *museau de tanche* ou *col de la matrice* et *col de l'utérus*.

Le museau de tanche faisant saillie dans le vagin est percé d'une fente ou conduit communiquant avec l'intérieur et de dimensions variables, selon que la femme est vierge ou mère.

Ce conduit est marqué par des rugosités rangées comme les barbes d'une plume sur leur tige, qui facilitent l'introduction du sperme.

DU VAGIN

Le vagin est chez la femme l'organe de la copulation, correspondant au membre viril chez l'homme.

C'est un canal membraneux extensible, aplati d'avant en arrière, long de à 14 à 16 centimètres.

situé entre la vessie et le rectum et s'étendant du museau de tanche à la vulve, où il s'ouvre par une fente allongée, selon l'aplatissement du canal.

La surface interne offre des crêtes saillantes et longitudinales, auxquelles viennent aboutir des rides transversales très nombreuses. Ces rides ont pour effet d'augmenter la sensation du frottement pendant le coït. Le tissu dont il est formé est spongieux et érectile.

A son ouverture, en haut, et tout près de la vulve, débouche le canal de l'urètre.

La position de ce canal, indépendant des organes génitaux, explique pourquoi, après le coït, *l'émission de l'urine ne peut expulser le sperme ni jamais nettoyer le vagin.*

DE LA VULVE

La vulve est la partie externe des organes génitaux. Elle comprend : le *pénil* ou *mont de vénus*, éminence plus ou moins saillante et généralement recouverte de poils ; les *grandes lèvres* ou replis membraneux, formant la partie latérale de la vulve ; les *petites lèvres*, replis muqueux situés sur la face interne des grandes lèvres ; le *clitoris*, appelé aussi *bouton*, organe érectile analogue à la verge : le *meat urinaire* et la *membrane hymen*.

La vulve est le siège essentiellement sensible et excitateur, surtout au clitoris, qui dispose aux rapprochements.

C'est pourquoi les caresses superficielles provoquent seules les jouissances de la femme, indépendamment de l'introduction plus ou moins complète ou des dimensions de la verge.

DES GLANDES VULVO-VAGINALES.

Situées dans l'épaisseur des parois de la vulve, ces glandes secrètent un liquide filant, onctueux au toucher, destiné à faciliter le coït en humectant et en lubrifiant les organes copulateurs.

Au paroxisme de l'excitation, ces glandes excrètent souvent leur liquide par jets, imitant l'éjaculation, sans avoir pourtant rien de commun avec elle.

Mécanisme de la Conception et Fécondation Artificielle

Nous connaissons désormais tous les organes génitaux des deux sexes et le rôle individuel de chacun ; il me reste à expliquer de quelle façon tous concourent au même but, en un mot comment s'opère la fécondation.

La fécondation résulte du contact direct et matériel de l'ovule, parvenu à sa maturité, avec le sperme, ou plutôt avec les spermatozoaires. Il suffit d'un seul animalcule pour féconder une ovule.

C'est par le rapprochement des sexes qu'a lieu généralement le contact, mais le coït n'est pas le préliminaire, la préface indispensable de la fécondation.

De récentes expériences démontrent indubitablement qu'elle a lieu indifféremment, après l'introduction naturelle ou artificielle, dans la matrice, immédiatement avant le passage d'un ovule, de sperme doué de vertus prolifiques.

On a souvent recours aux procédés artificiels dans les cas d'infirmités ou de difformité des organes sexuels. Les médecins qui pratiquent la fécondation artificielle, recueillent le sperme de l'homme dans une petite seringue et l'injectent ensuite dans le vagin ou même à l'ouverture du museau de tanche, en prenant les précautions nécessaires pour assurer la réussite de l'opération. Ce procédé que je ne saurais trop recommander aux personnes stériles qui déplorent l'inefficacité de leurs efforts, est simple, facile, et n'a rien qui puisse choquer la pudeur. Si nous ajoutons que lorsque la stérilité résulte uniquement de la difformité des organes, et les cas sont fréquents, il réussit presque toujours ; nous déciderons bien des gens à l'employer.

Pendant la copulation, actionnés par les spasmes

délirants et excitateurs de la volupté, les vésicules spermatiques se contractent et se vident. Le sperme est projeté avec violence par le pénis qui le darde au col de la matrice.

Dans les conditions normales, aucun obstacle ne s'y opposant, les spermatozoaires pour ainsi dire aspirés, s'introduisent à l'ouverture du museau de tanche, parcourent dans un mouvement ascensionnel l'utérus et les trompes de Faloppe et se dirigent à la recherche d'un ovule, jusqu'aux ovaires.

Si nous rapprochons ce mouvement de la marche précédemment indiquée de l'ovule, nous constatons que le chemin parcouru est le même, mais qu'il s'effectue en sens opposé. Qu'une rencontre ait lieu et le rapport est efficace. Dans le cas contraire il reste infructueux.

Etant donné les huit à dix jours pendant lesquels les animalcules conservent au sein de la femme leur pouvoir fécondant, il s'ensuit que pendant dix jours après le coït, tout ovule suffisamment développé est susceptible d'être fécondé.

Or, c'est au moment des menstrues que l'ovule se détache, c'est donc également l'époque, j'entends les quelques jours qui les précèdent ou les suivent, l'époque la plus favorable à la conception.

Impuissance et stérilité

Ces deux mots, qui désignent tous deux une incapacité de reproduction, ne sont pas pour cela synonymes.

En effet, l'impuissance désigne l'inaptitude au rapprochement sexuel et la stérilité l'inefficacité de ce rapprochement.

On peut être stérile sans être impuissant, mais l'impuissant est toujours stérile.

La stérilité s'adresse plus spécialement à la femme, tandis que l'impuissance est plus particulièrement le fait de l'homme

L'une et l'autre sont le résultat de causes diverses que je divise en causes *générales*, *locales*, *mécaniques volontaires*

Je vais, tout simplement à titre d'exemples, énumérer quelques-unes des premières.

Parmi les causes générales les plus curieuses, citons : Un embonpoint considérable ; le défaut d'érection de la verge provenant de l'abus de la masturbation, des jouissances excessives, surtout chez les adolescents, d'une exaltation fébrile, de transports érotiques, de la timidité, de la crainte de mal s'acquitter de ses devoirs conjugaux et d'être l'objet de railleries, de la joie que donne la possession d'une personne ardemment désirée sous l'influence de laquelle le nouvel époux sort souvent piteux et confus de la couche nuptiale sans avoir pu donner satisfaction à de légitimes mais trop violents désirs.

Ajoutons les affections du cerveau, l'ivresse, l'usage à haute dose du café noir ou du nénuphar et du camphre.

Les causes locales proviennent d'affections telles que l'absence de testicules ou leurs maladies, l'altération du sperme, la prostatite, etc.

Parmi les causes mécaniques, mentionnons les difformités des organes sexuels, l'absence, la diminution, la bifurcation ou la direction vicieuse de la verge, l'étroitesse du vagin et la disproportion des organes, les déviations de la matrice, etc.

Dans ces derniers cas, la stérilité résulte de ce que cette conformation vicieuse est un obstacle matériel à l'intromission ou à la projection du sperme dans la matrice.

Les organes de la copulation n'étant que les instruments d'un travail préparatoire, leur imperfection seule rend l'œuvre définitive impossible.

Pour suppléer à cette incapacité, il suffit d'en employer d'autres plus parfaits remplissant le même rôle. La fécondation artificielle n'a pas d'autre but. Le sperme introduit à l'aide d'une seringue ou d'un appareil quelconque, produit le même effet qu'éjaculé par le pénis.

Causes volontaires

J'arrive au sujet essentiel faisant l'objet principal de cet ouvrage.

En le traitant sous cette rubrique : *Causes volontaires de stérilité*, je sous-entend que cette cause n'est pas et ne doit pas être continuelle, mais momentanée et limitée au bon plaisir de chacun.

Il eut été plus l'ogique de l'appeler : *Arrêt ou suspension volontaire de la fécondité* (1) ; quelqu'en soit le titre, le but reste le même, Je crois en avoir suffisamment démontré la légitimité, justifié les tendances dans mon introduction, pour qu'il soit inutile d'y revenir et d'insister davantage.

Parmi les causes volontaires d'infécondité, je dois citer, en premier lieu, *l'observation des époques menstruelles*, c'est-à-dire l'abstinence absolue pendant la semaine qui précède et celle qui suit l'apparition des règles.

On serait tenté de croire, en effet au premier abord et d'après les principes mêmes de la conception, que cette interruption régulière des rappro-

(1). M. Léo D... dans un procès célèbre les désignait sous le nom de *réticences conjugales*. Bertillon dans son encyclopédie des sciences médicales l'appelle : *Continence morale* et le docteur Menestra *la Stérilité volontaire*.

chements est une sauvegarde absolue, et cependant les faits semblent démentir fréquemment la théorie.

Il est facile d'en trouver l'explication. La santé, les occupations, les impressions morales ou physiques influent sur les menstrues, hâtent ou retardent leur apparition.

De cette irrégularité impossible à prévoir, dont on ne peut souvent ni connaître ni deviner la cause, résultent les accidents contre lesquels on croyait s'être mis en garde. On ne s'aperçoit alors du danger qu'au moment où il est irréparable.

Je conseille mes lecteurs de n'avoir en ce procédé qu'une confiance très limitée.

Quelque trompeur qu'il soit, il est néanmoins préférable à celui qu'emploient certaines gens pour égarer l'éjaculation dans le cul-de-sac formé par le museau de tanche et les parois du vagin et qui consiste à prendre diverses postures plus ou moins originales ou lubriques, toujours énervantes.

La position dite à *retro* est parfois commandée par la nécessité, dans le cas d'obésité ou de grossesse de la femme, mais comme les autres elle peut être plutôt favorable que nuisible à la fécondation. C'est ainsi que le coït pratiqué debout ou assis, en faisant descendre la matrice la met en communication plus directe avec le pénis.

D'autre part l'observation cite des cas, rares il est vrai, de grossesses après une éjaculation sur les parties internes de la vulve entre les grandes et les petites lèvres.

Ceux qui pour l'éviter, se retirent au moment dit psychologique, selon l'expression populaire s'exposent donc, s'ils ne sont pas assez diligents, à de décevantes constatations.

Les surprises sont d'autant plus dangereuses que l'éjaculation principale, celle qui s'annonce par un frisson voluptueux, est toujours précédée d'un ou deux jets plus rapides et moins sensibles. En passant souvent inaperçus, ils déjouent les ruses des praticiens les mieux expérimentés.

D'autre part le coït à sec est incomplet et énervant. C'est en effet au moment le plus solennel de l'embrassement, à ce moment sublime où les âmes et les corps s'unissent et se confondent plus étroitement, où l'étreinte devient le plus impérieuse, qu'il faut se faire violence et subir les angoisses de l'exonération.

L'amour se transforme alors en un véritable supplice de tantale qui ne satisfait ni les sens ni l'esprit.

Si j'ajoute que ce moyen est répugnant et indélicat, j'aurais suffisamment fait son procès et obtenu sa condamnation.

Je dois aussi mentionner l'usage heureusement très restreint d'un sac en baudruche, appelé condom, du nom de son inventeur, ou plus communément capote anglaise.

Du condom

Un ingénieux mais malheureux docteur anglais du nom de Condon inventa, au siècle dernier, un instrument qui lui valut le mépris de ses concitoyens, destiné à préserver l'homme des maladies vénériennes et à rendre toute conception impossible.

Cet instrument est aujourd'hui, l'objet d'un commerce secret, sans doute à cause du ridicule qui l'entoure, qu'exploitent les maisons de tolérance, les femmes en carte et les petits colporteurs.

La capote anglaise est, comme je l'ai dit, un sac élastique en baudruche de forme allongée de manière à recouvrir entièrement le membre viril pendant la copulation.

Malheureusement il ne remplit pas le but auquel il est destiné.

D'un emploi difficile et souvent douloureux en des mains inexpérimentées, il est de plus dangereux et inefficace.

Un syphiliographe distingué l'appelle un mauvais parapluie que la tempête peut crever ou déplacer et qui, garantissant mal de l'orage n'empêche point les pieds de se souiller.

En effet, pendant le coït, souvent la capote se rompt ou, entraînée par le frottement, glisse et abandonne le pénis.

Tout étonné, le copulateur s'aperçoit en se retirant qu'elle a disparu et est restée dans le vagin.

En susposant quelle se maintienne en place, le résultat n'est pas meilleur. Sa présence atténue considérablement la volupté et c'est avec raison qu'une femme célèbre disait : *le condom est une cuirasse contre le plaisir, une toile d'araignée contre le danger.*

De plus fermant hermétiquement le meat urinaire, elle rend l'éjaculation difficile et pénible. Le canal de l'urètre s'emplit, se gonfle, et le sperme peut être ainsi refoulé jusque dans la vessie. Les canaux excréteurs ne pouvant se contracter se fatiguent, se distendent ou s'engorgent.

La capote doit donc rester ce qu'elle est, c'est-à-dire un objet de curiosité ou de libertinage.

De l'éponge

L'usage de l'éponge comme moyen de fraude n'est certes pas une nouveauté.

Plusieurs ouvrages de médecine populaire des

voies génito-urinaires le dénoncent comme perturbateur de la matrice et du système génital.

Ces allégations sont considérablement exagérées.

Que des cas d'irritations se soient produits après l'introduction d'une éponge dans le vagin, c'est ce que je ne veux ni contester ni démentir, mais je tiens pour certain que le mal a toujours été le résultat d'une imprudence, d'une faute, d'un abus plutôt que celui de l'usage exclusif de l'éponge.

Celle dont on se sert est-elle rude, grossière, mal nettoyée, chargée de principes alcalins ou acides fortement pressée contre l'utérus qu'elle refoule et meurtrit, conservée trop longtemps, que son influence peut assurément devenir mauvaise.

Il est positif en effet que le contact et le frottement prolongé d'un corps rugueux et sale sur le museau de tanche risque de déterminer une inflammation, une érosion, un trouble dans l'organisme de la femme.

L'éponge destinée à l'usage intime doit donc être fine, ténue, très soyeuse et de grosseur proportionnée à la capacité du vagin.

De forme à peu près sphérique, elle aura dans la majorité des cas, à l'état sec, c'est-à-dire avant d'être imbibée, la grosseur d'une petite noix encore verte. Cette comparaison n'a rien de rigoureux et il appartient à chacun de la faire varier selon les besoins.

Pour s'en servir il est indispensable de procéder avec lenteur, délicatesse et ménagement.

Après s'être assuré de son état parfait de propreté, on la plonge dans une eau claire et pure, jusqu'à ce qu'elle ait acquis complètement les propriétés élastiques et compressibles qui lui sont particulières, grâce auxquelles il est facile sous une faible pression, de diminuer considérablement son volume apparent.

L'eau pure est préférable à tout mélange ou addition de vinaigres de toilette ou autres ingrédients plus ou moins falsifiés, dont l'effet est plutôt irritant et nuisible que salutaire.

L'addition du vinaigre augmente sans doute la sécurité en affaiblissant les zoospermes, mais alors il faut l'employer à très faible dose.

Par contre, pour prévenir tout danger d'excitation ou d'inflammation que pourrait causer à la longue une éponge infectée par l'usage ou le manque de soins, il est utile, nécessaire même, de la plonger souvent dans un anti-septique, l'eau de *Van swieten*, par exemple, ainsi qu'il est dit à la recette n° 8. Je ne saurais trop recommander cette précaution à mes lecteurs, qui n'auront pas ainsi à déplorer les accidents attribués à l'usage de l'éponge ; l'éponge rude, grossière et sale seule étant dangereuse.

D'autre part, pour éviter les turgescences de la matrice, pour faciliter la détente et calmer l'excitation que produisent les spasmes de l'amour, on peut l'adoucir en employant une pommade hygiénique, cold-créam, pommade de concombre.

Ce corps gras et lubrifiant remplace utilement la liqueur prolifique qui, dans les conditions naturelles, arrose le col de l'utérus.

L'éponge, une fois préparée, saisie entre le pouce et l'index, est placée, après avoir préalablement écarté les lèvres de la vulve avec l'autre main, à l'entrée du vagin et poussée plus profondément avec le doigt.

Pendant cette opération la femme est couchée sur le dos, dans la position normale du coït.

Cette introduction doit précéder les préludes de la copulation, c'est-à-dire les caresses et les attouchements, sous l'influence desquels les désirs s'allument et les organes rentrent en érection.

Ce n'est pas en effet arrivé au paroxysme de l'éréthisme qu'il faut songer à se précautionner, cela deviendrait alors fastidieux et détestable ; c'est avant toute excitation, pour ne pas balayer et entraîner au fond du vagin les mucosités qui préservent des fatigues et des érosions résultant d'une disproportion des organes ou de leur sécheresse, et facilitent les voluptueuses sensations de l'amour.

S'ils sont humectés et préparés, le coït s'accomplit avec tous les délices et les ravissements qui le font désirer et dont l'intensité augmente avec la réciprocité.

N'ayant plus à redouter le danger, sans craintes et sans préoccupations étrangères et ennemies, abîmés et confondus dans un mutel amour, dans un bonheur commun, l'homme et la femme peuvent s'abandonner jusqu'au résultat final aux délirants transports de la chair et de l'âme.

L'ébranlement nerveux que produit l'exonération n'a pas ici sa raison d'être et la femme ne reste plus abandonnée par une séparation subite aux exaspérations spasmodiques de ses organes surexcités. Cette confiance est-elle justifiée ? Assurément.

Par sa force élastique, l'éponge rapetissée presse doucement et de toutes parts, les parois du vagin se modèle à sa forme et le remplit exactement.

Les spermatozoaires ne trouvant aucune issue sont arrêtés, retenus et rejetés avec elle au dehors.

Le contact de l'ovule et du sperme étant par ce fait empêché, la conception l'est de même.

Il faut avoir soin de retirer l'éponge aussitôt que possible et, quand on l'a mise le soir, immédiatement après le lever en procédant à la toilette du matin. La marche et les autres occupations de la journée produiraient par le frottement continuel de l'utérus, un échauffement et une irritation nuisibles. Au lit cet inconvénient n'existe plus et sa présence est absolument inoffensive.

Le soin de cette extraction doit être laissé à la femme seule, elle y parviendra plus commodément qu'un tiers.

A demi accroupie et les genoux écartés, elle saisira facilement l'éponge entre ses doigts.

Cependant, dans le cas où le membre viril l'aurait entraînée trop loin, il lui sera facile de remédier à cet inconvénient en se servant d'une petite pince. Celles dont se servent les lingères pour tuyauter peuvent être *utilisées* si on a le soin de recourber quelques peu leurs extrémités. Les éponges vendues dans le commerce pour cet usage sont traversées d'un ruban en soie ou d'un cordonnet très fin qui ne peuvent gêner en aucune façon ni l'homme ni la femme et il suffit d'en saisir l'extrémité restée au dehors pour retirer l'éponge avec facilité.

Du capuchon

D'invention plus récente, le capuchon est un objet en caoutchouc ayant la forme d'un chapeau mou, dont le bord serait garni d'un bourrelet élastique assez résistant, tandis que la partie renflée, demi-sphérique, resterait plus mince et très moelleuse.

Le capuchon remplit exactement le rôle de l'éponge. Comme elle, de dimensions variables selon les organes auxquels il doit s'appliquer, il intercepte toute communication, ferme le vagin en écartant ses parois qui le touchent de toutes parts.

Pour le placer on procède comme dans le cas précédent.

Le bourrelet étant aplati entre le pouce et l'index est introduit verticalement entre les lèvres de la vulve, la face concave mise en avant, du côté de la matrice.

Le doigt introduit ensuite dans le vagin le pousse lentement.

Il est utile de l'enfoncer aussi loin que possible de manière qu'il recouvre bien le museau de tanche et intercepte toute communication.

Ce que j'ai dit d'avantageux au sujet de l'éponge peut lui être répété. De plus il n'exige pas autant de soins et de préparations préalables, il est d'un nettoyage plus facile et plus rapide et n'est pas susceptible d'acquérir cette odeur aigre que répand parfois l'éponge au sortir du vagin, lorsqu'elle y a séjourné longtemps.

D'autre part son contact prolongé avec le col de l'utérus n'expose à aucun des accidents mentionnés au chapitre précédent. Ne l'excitant ni ne le fatiguant, il peut au contraire lui servir de support, à l'effet des pessaires, sans l'irriter.

L'oubli du capuchon aurait donc moins d'inconvénients. Je dis l'oubli, car je conseille néanmoins mes lectrices de ne point le conserver.

La toilette secrète de la femme est une des conditions indispensables à l'entretien de sa santé, de sa fraîcheur, de sa beauté. Elle est tout particulièrement intéressée à conserver ces avantages physiques, qui sont par excellence le complément exquis de ses qualités morales.

De là, la nécessité des lavages à grande eau, des ablutions, des injections fréquentes dont il sera parlé plus loin. Cette toilette serait incomplète si le capuchon empêchait l'eau de rafraîchir et de raffermir la matrice en même temps que les autres parties des organes copulateurs.

Des injections

L'hygiène ordonne et la prudence conseille les injections fréquentes.

A la fois préservatrices de la conception et des affections multiples des organes génitaux, je les donne aussi comme l'un des talismans les plus sûrs contre l'indifférence ou l'infidélité de l'époux, la désunion du ménage.

Les attraits extérieurs et les qualités morales ne suffisent pas toujours à l'amour, il est souvent un oiseau difficile et délicat, quand il n'est pas volage, qui exige que son nid ne soit souillé d'aucune impureté réelle ou apparente : il aime les fleurs et les parfums, le beau lui est agréable, mais le sale lui répugne et le chasse.

Les organes de la copulation, lorsqu'ils sont négligés, exhalent une odeur fétide et repoussante, capable d'éteindre momentanément toute ardeur sexuelle. L'homme à son approche éprouve une sorte de dégoût, de répulsion, et ce n'est qu'exceptionnellement, par une sorte d'aberration des sens, que ces émanations sont pour quelques-uns, au nombre desquels se trouvait le galant Henri IV, un excitant érotique.

L'épouse soucieuse de retenir son mari au foyer conjugal doit donc, avant tout, être coquette et propre au-dessous comme au-dessus.

En dehors de ces considérations d'un ordre moral, la toilette, intime et en particulier les injections, sont le complément très avantageux de ce qu'on est convenu d'appeler la fraude dans le coït.

L'abaissement brusque de la température du milieu ambiant, le contact des zoospermes avec un corps froid, les affaiblit ou les tue, et les rend, avons-nous dit, inaptes à la fécondation.

L'injection produit évidemment ce résultat.

Lorsqu'immédiatement après l'éjaculation et avant qu'ils aient été aspirés par la matrice, on injecte dans le vagin une eau fraîche et dans ce cas utilement additionnée de vinaigre de toilette, les animalcules sont directement atteints et par suite anéantis.

Il pourrait se faire évidemment que l'éjaculation ayant pénétré *de plano* dans l'utérus, les spermatozoaires aient été, par ce fait, soustraits à l'influence destructive de l'injection employée seule.

Mais avec l'éponge ou le capuchon, ce danger n'existe plus, car, dans ce cas, ils ont été sûrement arrêtés et l'injection vient ajouter alors son influence de bienfaisance et son surcroît de garanties. Pendant les menstrues, les injections à l'eau froide peuvent être très dangereuses. La meilleure précaution dans cette circonstance est de s'abstenir de tout rapport sexuel.

Conclusion.

Je conclus de ce qui précède qu'il est non seulement possible, mais encore facile et pratique d'éviter la conception, de rendre à volonté tout rapprochement sexuel inefficace.

Pour cela il suffit, muni d'une éponge ou d'un capuchon, le soir au coucher, ou à tout autre moment, avant de se livrer au coït, d'introduire l'un ou l'autre dans le vagin en observant les indications qui précèdent et de s'injecter à l'eau fraîche aussitôt après l'avoir retiré.

Il est loisible et même préférable pour éviter un dérangement ennuyeux, lorsque le coït a lieu pendant la nuit, de les conserver jusqu'au matin. Pendant le jour, au contraire, l'extraction doit être immédiate.

Dans ce cas, l'emploi de l'éponge est plus avantageux, parce qu'elle entraîne avec elle tous les animalcules et nettoie le vagin.

Elle rend ainsi l'injection moins nécessaire à un moment de hâte et dans les circonstances souvent gênantes et difficiles.

Il serait déraisonnable de profiter de cette sécurité pour se fatiguer et s'épuiser. Le sage use des plaisirs de l'amour avec prudence et modération.

Les excès vénériens sont toujours les sources de maladies morales et physiques, attribuées soit à l'usage de l'éponge, soit à des causes inconnues.

De plus il est honnête et humain de ne point attendre l'âge de déclin pour se créer des descendants ; il faut, au contraire, profiter des beaux jours de force et de vigueur pendant lesquels la vie est plus ardente, plus énergique et se communique de même.

Je ne saurais trop insister sur ce point, surtout auprès des jeunes époux que la passion jointe aux *réticences conjugales*, risquent d'entraîner à des égarements, à des raffinements de volupté dont les conséquences sont fatales.

L'ébranlement nerveux et l'épuisement général qui s'en suivent, ont pour résultat, non seulement de cruelles maladies, mais encore la stérilité définitive.

Qu'ils songent aux déceptions et aux regrets que par une fougueuse imprudence ils se prépareraient ainsi.

Voir : Des fraudes dans l'accomplissement des fonctions génératrices par L. F. E. Bergeret.

Procréation volontaire des sexes

Mes lecteurs savent que l'époque la plus favorable à la fécondation comprend les quelques jours qui précèdent et ceux qui suivent l'apparition des menstrues.

C'est au moment où l'ovule, parvenu à un degré suffisant de développement se détache de l'ovaire que commence la fluxion sanguine de la matrice.

Le coït étant pratiqué avant cette apparition, les spermatozoaires avancés dans les trompes de faloppe ne pourront plus être entraînés avec le sang, féconderont l'ovule, et la conception aura lieu.

Si le coït, au contraire, a lieu quelques jours seulement après les menstrues, les spermatozoaires pourront également rencontrer l'ovule, mais plus bas puisque pendant l'écoulement il aura continué sa descente. De cette rencontre résultera aussi la fécondation.

Dans le premier cas, l'ovule possédait nécessairement les qualités propres à la fécondation, mais dans le second il avait atteint un degré de maturition plus avancé : il était sinon plus apte à recevoir la semence prolifique, du moins doué de vertus plus énergiques, plus vivaces.

De cette différence d'énergie, de vitalité, ou plutôt de maturité résulte, d'après les auteurs qui ont étudié cette délicate question, la sexualité mâle ou femelle.

Cette théorie, contrôlée par l'expérience a toujours donné, affirment-ils, des résultats concluants.

Le sexe dépend donc de la maturation de l'œuf au moment où il est saisi par la fécondation.

L'œuf qui n'a pas atteint certain degré de maturation, s'il est fécondé donne une femelle ; quand ce degré est dépassé, l'œuf fécondé donne un mâle.

Voici à ce sujet les règles posées par le docteur Dartigues dans son ouvrage : *De la procréation volontaire des sexes.*

1° Lorsque la fécondation a lieu un ou deux jours avant les règles, ou immédiatement après, il vient une fille.

2° Lorsque la fécondation a lieu deux ou trois jours après les règles, il vient un garçon.

3° Lorsque la fécondation a lieu (ce qui est rare), dans l'intervalle des règles, du douzième au vingtième jour, par exemple, elle se fait sur l'ovule de l'époque menstruelle future. Elle donne par conséquent une fille.

TROISIÈME PARTIE

SOMMAIRE

I. — *Des maladies vénériennes.*
II. — *De la syphilis ou vérole.*
III. — *Comment on attrape la vérole.*
IV. — *Manifestations extérieures de la vérole.*
V. — *De la blennorrhagie ou chaude-pisse.*
VI. — *Causes de la blennorrhagie.*
VII. — *Moyens de se préserver des maladies vénériennes.*
VIII. — *Moyens destructeurs du virus.*
IX. — *Moyens préservateurs de la contagion.*

Des maladies vénériennes

Le célèbre La Fontaine commence ainsi l'une de ses meilleures fables :

Un mal qui répand la terreur
Mal, que le ciel en sa fureur
Inventa pour punir les crimes de la terre
La peste, puisqu'il faut l'appeler par son nom.

. . . .

Il en eut pu dire autant de la vérole à laquelle ce portrait ne convient que trop. Elle inspire, en effet, une terreur plus grande que la peste ou le choléra et ses ravages sont aussi terribles. De plus, son atteinte est un danger permanent et continuel qui menace tout le monde, mais en particulier la jeunesse, et par hérédité les familles.

Grâce aux progrès de la médecine on parvient aujourd'hui, sinon à la guérir complètement, tout au moins à en atténuer les désastreux effets.

Je dois dire tout de suite qu'il n'existe aucun procédé, aucun moyen donnant la certitude absolue de prévenir la contagion et de s'en préserver.

Luna Calderon, fit, il est vrai, en 1812, des expériences décisives à ce sujet, mais il mourut en emportant son secret.

Depuis lors, plusieurs lotions ont été préconisées mais aucune ne réalise complètement le but désiré.

Ce serait donc un tort, une erreur grave, de se croire, en les employant, absolument à l'abri de toute atteinte.

Les maladies vénériennes, parmi lesquelles je n'étudierai que la syphilis et la blennorrhagie, parce qu'elles sont la source de toutes les autres, se contractent de façons si diverses, si distinctes, qu'il est impossible de leur opposer un préservatif absolu.

Il ne faudra voir, dans les conseils qui suivent, que des moyens protecteurs indispensables et presque toujours suffisants pour se soustraire à l'infection mais qui ne donnent aucune garantie certaine d'invulnérabilité.

De la syphilis.

Le siège de la syphilis, appelée aussi *vérole*, ne se limite pas aux organes sexuels : elle se contracte également par le contact d'une partie quelconque du corps et particulièrement de la muqueuse, avec le virus infectant.

L'approche d'une personne contaminée est un danger qui menace à la fois tous les organes, sur lesquels d'une façon quelconque, s'attache le poison virulent.

Comment après cela, poser des règles certaines pour l'éviter et préserver ceux que le libertinage ou l'aiguillon d'une passion naissante, entraîne, conduit et aveugle.

C'est au moment où se font sentir les premiers signes de la puberté, à cet âge de transformation, pendant lequel le jeune homme éprouve ces émotions profondes, ces ravissements des sens étonnés, ces désirs pénétrants mais timides, qu'il cherche dans des amours faciles où la pudeur instinctive, la crainte et l'hésitation n'ont plus leur raison d'être, la pâture à ses appétits charnels. Il y trouve aussi sa perte.

N'ayant, des dangers auxquels il s'expose, que de fausses notions plus préjudiciables que l'ignorance elle-même, il pense que le mal interne doit toujours apparaître en signes extérieurs très visibles.

Le portrait, que les préjugés populaires lui ont fait des vérolés, les lui représente tout couverts de boutons ou de tumeurs suspectes. Pénétré de cette idée, il se croit indemne, en choisissant comme instrument de ses plaisirs, une créature immaculée quant à l'épiderme.

Ces préjugés ont fait bien des victimes. Combien se sont aperçus trop tard, que sous cette peau sans taches aux douceurs veloutées se dissimulait le terrible ennemi.

Certainement, la vérole, lorsqu'elle est négligée ou mal soignée, détermine ces levures, ces plaques de mauvaise augure, que l'on désigne sous le nom d'accidents secondaires ou tertiaires, selon leur nature et l'époque de leur apparition, mais elle se manifeste dans l'organisme et peut se transmettre longtemps avant que ces signes extérieurs en aient révélé l'existence.

Afin de mettre mes lecteurs en garde contre ces croyances erronnées, ces apparences trompeuses, et pour les initier aux véritables manifestations du mal, je vais leur indiquer très succinctement ses principaux symptômes et ses modes les plus fréquents de transmission.

Comment on attrappe la vérole.

Jamais la vérole ne se développe spontanément. Elle se transmet, soit médiatement, soit immédiatement, d'un individu qui en est atteint à un individu sain, au moyen d'un agent spécial appelé *virus syphilitique*.

Ce virus est un modificateur morbide qui pénètre, comme celui de la variole ou de la rage, à la fois tous les éléments de l'organisme, il se dégage des ulcérations syphiliques avec le pus qu'elles secrètent. C'est de là qu'est née cette fausse croyance populaire, que les vérolés sont invariablement couverts d'ulcères, alors qu'au moment le plus dangereux c'est toujours le contraire qui a lieu. (1).

(1). C'est le contraire en ce sens que la première manifestation du mal se dissimule sous l'apparence anodine d'une simple déchirure; c'est le chancre syphilitique d'où sort le virus infectant. C'est par le chancre que la contagion est la plus certaine, le plus inévitable; or ce chancre se développant à l'endroit contaminé lui-même, il peut arriver et il arrive très fréquemment qu'il se trouve caché dans le vagin, sur la matrice, là enfin où l'examen le plus minutieux ne peut le découvrir sans l'aide du spéculum.

D'ailleurs, l'ulcère n'est pas indispensable à la transmission du mal.

Le virus, qu'il soit déposé par la plaie ou par un objet quelconque qui en est porteur, le linge, les vêtements, les ustensiles de ménage, les instruments de travail ayant servi au vérolé, agi absolument de la même façon.

C'est pour cela qu'une personne contaminée, atteinte d'accidents purulents, est un danger permanent pour ceux qui l'entourent.

D'autre part il existe, sans que l'on sache pourquoi, des organismes momentanément ou continuellement rebelles à la contagion. L'action du virus suppose donc l'existence de certaines conditions sans lesquelles il est inoffensif, et, déposé sur nos tissus, il peut arriver qu'il y séjourne quelque temps sans accidents personnels.

Est-ce dire qu'il lui manque quelques-unes de ses propriétés? Malheureusement non : c'est pourquoi des personnes absolument intactes, quoique porteuses du principe morbide, ont transmis la vérole à d'autres moins invulnérables ayant eu avec elles des rapports postérieurs, sexuels ou autres.

Chez les adultes, le seul mode de transmission est donc l'inoculation qui s'opère chaque fois que le virus trouve les conditions générales et locales de son action.

Elle est héréditaire et se transmet également des parents à leurs enfants par la conception.

Manifestations extérieures de la vérole.

La vérole débute *toujours* par un chancre. Le chancre syphilitique ou chancre induré ne doit pas être confondu avec le chancre simple, appelé aussi chancre mou.

Celui-ci, d'apparences beaucoup plus inquiétantes, mais en réalité infiniment moins redoutable, puisqu'il n'atteint que la partie sur laquelle il se développe, est généralement multiple, douloureux et très purulent.

Le chancre induré, au contraire, se présente sous l'aspect d'une petite érosion généralement rougeâtre, si bénigne, si minime qu'elle passe souvent inaperçue ou que les malades la confondent avec une égratignure tout à fait insignifiante.

Elle apparait après un temps variant du dixième au vingt-cinquième jour après l'inoculation, que l'on désigne sous le nom de *période d'incubation*.

Le chancre induré est presque toujours unique, d'une étendue variable, mais fréquemment égale à celle d'une pièce de 50 centimes.

Au bout de quelques jours il s'indure, c'est-à-dire qu'il se durcit à sa base. C'est la caractéristique la plus distincte du chancre syphilitique, grâce à laquelle il n'est plus possible de se tromper sur sa nature. Le chancre est par excellence l'agent de la contagion. On comprendra combien il est dangereux de se fier parfois aux apparences et comment une personne souillée peut être de bonne foi en affirmant sa pureté.

Quelques semaines après l'apparition du chancre, se font sentir certains symptômes révélateurs de l'empoisonnement, tels que maux de tête occasionnés surtout par la chaleur du lit, malaise général, douleurs articulaires, etc., accompagnés de manifestations cutanées, cette fois apparentes appelées syphilides.

Les syphilides sont des taches rouges, papuleuses, qui apparaissent au front et portent le nom de *couronne de vénus*. Sur les autres parties du corps elles ont l'apparence de cicatrices déprimées, légèrement plissées, de teinte livide ou cuivrée.

Plus tard se montrent des ulcères profonds, des plaies croûteuses qui constituent les accidents tertiaires.

Tous ces accidents sont contagieux à l'état purulent, mais il ne faudrait pas cependant les confondre avec d'autres affections cutanées de nature toute différente auxquelles ils ressemblent souvent.

On s'exposerait ainsi à des erreurs, à des méprises de nature à faire naître des frayeurs inutiles ou des soupçons humiliants pour les personnes qui en seraient l'objet.

Le praticien seul est apte à les distinguer, c'est pourquoi, pour sa gouverne personnelle, il est prudent d'observer cette maxime : *Dans le doute abstiens-toi*.

De la blennorrhagie ou chaude-pisse

La blennorrhagie ou chaude-pisse est une affection de la membrane muqueuse qui tapisse, ou le canal de l'urètre ou le vagin, selon qu'elle affecte les organes copulateurs de l'homme ou de la femme.

Elle se manifeste du *deuxième au dixième jour* après l'infection et s'annonce par des démangeaisons, des sentiments d'ardeur, de chatouillement et de picotement.

Le meat urinaire devient plus humide, s'enflamme et forme une saillie, un rebord d'un rouge vif et luisant.

Le vagin est également enflammé et chez les deux sexes il y a suppuration, écoulement d'un liquide d'abord incolore et filant, ensuite épais et verdâtre, tachant le linge en jaune-grisâtre. Les douleurs qui l'accompagent, surtout chez l'homme et pendant la période de développement, sont cuisantes et terribles.

Causes de la blennorrhagie

En faisant connaître les causes les plus fréquentes de la blennorrhagie, j'indique évidemment, en même temps, les moyens correspondants de l'éviter.

Le rapprochement sexuel avec une personne infectée et atteinte d'écoulement est naturellement la plus commune et la plus certaine, mais elle n'est malheureusement pas la seule.

A l'encontre de la syphilis, la blennorrhagie peut, sous l'influence de certaines circonstances favorables, se développer spontanément entre personnes préalablement saines et intactes.

Les aliments fortement épicés, les asperges et la bière, non seulement prédisposent aux écoulements mais les créent parfois de toutes pièces, surtout quand ils ont été absorbés en assez grande quantité par des personnes de tempérament lymphatique ou herpétique.

Les injections de substances fortes et âcres.

Les relations sexuelles pendant ou immédiatement après les règles, alors que le sang ne s'écoule plus mais que les organes sont encore fortement échauffés.

Les flueurs blanches surtout, les ulcères de la matrice et le mauvais état de propreté des organes sexuels. Enfin les coïts trop prolongés, les excès alcooliques et vénériens sont également des causes fréquentes de chaude-pisse.

Les exemples sont nombreux d'écoulements survenus après des rapprochement incomplets, souvent répétés ou trop prolongés entre individus parfaitement propres et sains.

De semblables cas se produisent surtout après de copieuses et abondantes libations ou pendant l'ivresse alcoolique.

Quelques personnes sont en outre affectées de fâcheuses prédispositions grâce auxquelles elles attrappent la chaude-pisse avec une fréquence et une facilité extrêmes.

Ces prédispositions proviennent, soit de rétrécissements, de dartres, de scrofules, etc., soit d'un premier accident imparfaitement guéri, soit de l'allongement du meat urinaire formant godet où peut séjourner la matière sanieuse, soit enfin des excès de la masturbation.

Ce vice honteux produit fatalement, en effet, un délabrement constitutionnel, un engourdissement des facultés intellectuelles, un affaiblissement des forces physiques, une détérioration des organes sexuels, un épuisement général qui prédisposent aux affections vénériennes et conduisent finalement à l'impuissance prématurée, conséquemment à la stérilité.

Je dois mentionner aussi les premiers rapports sexuels d'une femme vierge, qui déterminent parfois chez l'homme une *balano-posthite*, laquelle ne donne pas toujours lieu à la blennorrhagie parfaite, surtout quand les ménagements et les soins l'arrêtent et la guérissent aussitôt.

La complication de la chaude-pisse est l'*orchite*.

L'orchite est un engorgement des canaux déférents avec gonflement des testicules.

Elle se produit surtout sur la fin de l'écoulement, alors que tout danger semble avoir disparu.

Pour l'éviter, il faut, jusqu'à la guérison complète, se munir d'un suspensoir bien fait, éviter les exercices violents, capables de froisser les testicules, tels que la bicyclette et l'équitation. Marcher le moins possible et prendre les conseils de son médecin aussitôt que se font sentir, dans les bourses, les premières douleurs ou des sentiments de pesanteur.

Moyens de se préserver des maladies vénériennes

Je ne reviendrai pas sur ce que j'ai dit précédemment au sujet de la valeur anti-vénérienne des moyens préservateurs qui suivent.

Ils ne sont ni infaillibles, ni absolus, mais j'ai la conviction que l'observation stricte et rigoureuse des précautions qu'ils indiquent permet presque toujours de s'exposer impunément à la contagion.

Ce serait commettre un abus de confiance que de ne point faire de réserves à cet égard. Ainsi, je dis presque toujours, sauf de rares exceptions, avec lesquelles il faut compter pour ne pas s'exposer à payer bien cher une imprudence ou une fanfaronnade impardonnable.

Puisque *Dans le doute abstiens-toi* est un sage précepte, dans la certitude, ne pas s'abstenir serait folie.

Il est faux de dire qu'une fille ne peut donner que ce qu'elle a ; elle peut faire le triste cadeau d'une blennorrhagie ou d'une syphilis qu'elle n'a point. C'est pourquoi, à la moindre suspicion, à la moindre crainte, il est indispensable de s'entourer des précautions nécessaires pour éviter un accident.

Ces précautions sont de deux sortes : préservatives de la contagion et destructives du virus.

Leur mode d'application varie selon qu'il s'agit d'empêcher un individu de communiquer le mal ou de le soustraire à son atteinte ; mais leur simultanéité complète leur action.

D'autre part, le coït pratiqué avec la connaissance réciproque du danger est immoral et malhonnête.

L'homme n'a pas plus le droit de se mutiler sciemment que celui de mutiler autrui. Il se doit à la société, et toute atteinte volontaire à sa santé est un manquement coupable à l'un de ses devoirs les plus sacrés, le devoir envers soi-même.

D'une manière générale, la propreté est une condition *sine qua non* de la santé, et pour la femme surtout, le cabinet de toilette doit être l'antichambre obligée de l'alcôve.

C'est avant de se livrer au coït suspect que cette mesure s'impose. L'homme doit toujours l'exiger de celle qui va partager ses plaisirs, surtout quand elle vend son amour, comme au marché se vendent les denrées.

Il existe pourtant entre les deux commerces cette différence importante, qu'au marché il ne vous en est donné que pour votre argent, tandis que la femme vous fait souvent le cadeau d'un article qui n'entrait point en ligne de compte dans les conventions.

Que la prostitution soit une déplorable nécessité, j'en conviens ; elle n'en est pas moins réelle et redoutable, d'autant qu'elle s'exerce dans des proportions de plus en plus vastes et inquiétantes.

La morale et l'hygiène publiques s'en sont émues c'est pourquoi, impuissantes à l'arrêter, elles tolèrent et surveillent à cet effet, dans des maisons spéciales, les filles soumises, et au dehors, les femmes en carte.

La police médicale visite deux ou quatre fois par mois, les femmes reconnues et inscrites sur les registres.

En principe, cette surveillance est louable et humanitaire, mais elle est tout à fait insuffisante.

Elle a, d'autre part, l'inconvénient considérable d'inspirer une confiance injustifiable et fâcheuse à tous ceux qui pensent n'avoir rien à redouter après la visite du médecin.

Mes lecteurs savent en effet qu'il est impossible de reconnaître le mal avant ses premières manifestations, et que pendant la période d'incubation ou tout au moins aussitôt après que le virus contagieux est déposé sur les tissus, le coït peut être infectant.

Quelle confiance doit inspirer, dans ces conditions l'examen même le plus attentif ? Quelle garantie donne-t-il, quand on sait que la femme souillée peut-être reconnue indemne ou cesser de l'être aussitôt après la visite ?

Les injections et les lavages sont donc toujours indispensables et, s'ils ont l'inconvénient de rendre l'acte sexuel plus difficile, il est facile d'y remédier en recouvrant le membre viril de corps gras, *cold-cream pommade de concombre*, qui deviennent eux-mêmes des isolants et d'excellents préservatifs, les meilleurs de tous peut-être.

Moyens destructeurs du virus

Parmi les lotions destructives du virus dont la plupart sont vantées par des charlatans, sans avoir d'autre vertu que celle de faire vivre leurs inventeurs et de vider la bourse des crédules, il en est une dont les propriétés anti-virulentes sont confirmées par un certain nombre de faits.

Elle est composée ainsi qu'il suit :

Alcool ordinaire	30	grammes
Savon mou de potasse . .	20	—
Essence de citron rectifiée.	15	—

Pour s'en servir il faut l'étendre sur la partie contaminée aussitôt après le coït et se laver un instant après à l'eau pure.

Cette lotion est également citée comme efficace par les docteurs Jozan père et fils, dans leur *Traité pratique des maladies des voies urinaires*.

Cet ouvrage, spécialement destiné à l'usage des

gens du monde, est un véritable chef-d'œuvre de clarté et de précision mis à la portée des personnes mêmes les moins initiées aux secrets de la médecine. Je le recommande à mes lecteurs pour l'étude complète de toutes les maladies vénériennes et des voies urinaires ; ils y trouveront les moyens de se traiter eux-mêmes et de prévenir ainsi les ravages de maux souvent inconnus et par ce fait trop longtemps négligés.

Le professeur Pagliano, l'inventeur d'un remède végétal, dépuratif et anti-virulent, qui fit en Italie, après 1838, beaucoup de bruit et s'est répandu depuis dans toutes les contrées de l'Europe, affirme que le baume qui porte son nom possède la propriété de *détruire le virus vénérien après le contact.* Je l'indique sous toutes réserves.

Il enseigne le moyen de s'en servir de la façon suivante :

« Aussitôt après le contact, on fait une injection dans le canal de l'urètre et on lave les parties sexuelles ; on se donne ensuite une autre injection, on se lave de nouveau et l'on s'essuie sans faire usage d'eau. »

Eliminer le virus, c'est virtuellement le détruire. De là résulte encore la nécessité des lavages et des ablutions. Il ne suffit pas de plonger l'organe dans le liquide, il est préférable de le placer sous un jet qui entraîne mieux le virus, de verser l'eau d'une certaine hauteur et d'essuyer ensuite très minutieusement. S'efforcer, autant que faire se peut, d'uriner en pressant le canal de l'urètre et le meat urinaire. La femme emploiera les injections.

C'est avant de pratiquer le coït que la personne contaminée doit prendre ces précautions lorsqu'elle craint de communiquer la maladie.

Moyens préservateurs de la contagion

Ces moyens embrassent toute la série des procédés mentionnés dans les explications qui précèdent et peuvent se résumer en douze conseils qui doivent être considérés comme autant de préceptes :

1° S'abstenir de tout rapprochement si l'on constate sur les parties génitales quelques érosions ou déchirures ;

2° Exiger avant le coït un nettoyage minutieux avec de l'eau aromatisée ;

3° Enduire l'organe copulateur d'un corps gras et isolant ;

4° Employer une lotion préservatrice ou l'eau pure aussitôt l'acte sexuel ;

5° Uriner en pressant le meat urinaire ;

6° Se retirer aussitôt l'éjaculation et faire durer le coït le moins longtemps possible ;

7° Modérer ses ardeurs et ne jamais faire d'excès vénériens, surtout après d'abondantes et copieuses libations ;

8° Ne pas prendre d'injections irritantes dites de précaution ;

9° Eviter le coït lorsqu'on est en état d'ivresse, pendant ou immédiatement après les menstrues ;

10° Soigner les accidents blennorrhagiques qui peuvent survenir jusqu'à complète guérison et ne se livrer au coït que quinze ou vingt jours après ;

11° Faire disparaître les prédispositions naturelles ou accidentelles.

12° S'adresser à un médecin aussitôt l'apparition des premiers symptômes de la maladie.

QUATRIÈME PARTIE

Douze recettes utiles

PREMIÈRE RECETTE

Moyen pour une femme de paraître toujours vierge.

Se laver avec de l'eau additionnée d'alcool benzoïque. S'essuyer ensuite et saupoudrer les parties avec de l'amidon.

DEUXIÈME RECETTE

Pommade virginale pouvant être employée comme isolant

Cold cream	25	grammes
Eau de rose	5	—
Tannin.	1	—

TROISIÈME RECETTE

Lotion contre les flueurs blanches

Eau de rose.	500	grammes
Acide tannique	5	—
Teinture d'iode	1	—

QUATRIÈME RECETTE

Lotion pour rétablir les menstrues

Décoction d'orge refroidie.	250	grammes
Ammoniaque liquide	4	—

CINQUIÈME RECETTE

Aphrodisiaque ou excitant érotique

Omelette au beurre et aux œufs frais, arrosée de madère, truffes noires, spiritueux, poissons, cervelles, fraises, framboises, melon.

Chocolat ambré ou vanillé.

Aliments fortement épicés.

SIXIÈME RECETTE

Moyens d'exciter la verge et de rétablir les érections

1° S'administrer trois fois par jour quelques grammes de poudre composée de limaille de fer, de tartrite acidulé de potasse, d'un peu de canelle ;

2° Se passer un morceau de glace ou de l'eau glacée sur le gland et le long du canal de l'urètre ;

3° Se faire flageller les fesses avec des verges, de préférence par une femme et surtout au sortir d'un bain.

4° Procéder à l'urtication, c'est-à-dire caresser le périnée et le membre viril avec des orties vertes et ardentes.

SEPTIÈME RECETTE

Nettoyage des éponges

Mettre l'éponge dans un vase et presser dessus le jus d'un citron. Le couper ensuite ou en couper un autre en fragments qui sont mis avec l'éponge. Jeter dessus de l'eau bouillante, dans laquelle le tout doit rester vingt-quatre heures. Passer enfin l'éponge dans une eau propre et la presser plusieurs fois.

HUITIÈME RECETTE

Anti-septique pour purifier les éponges

L'éponge qui sert à l'usage intime devant être conservée dans un état parfait de pureté et de propreté, il est *indispensable*, en outre du nettoyage ordinaire, de la désinfecter avec un anti-septique énergique, la liqueur de Van-swieten, par exemple.

Il faut donc avant de s'en servir plonger l'éponge dans la liqueur pure, l'exprimer puis la laver dans une addition de liqueur et d'eau mélangées dans la proportion suivante : liqueur de Van-swieten 1/3, eau pure : 2/3.

NEUVIÈME RECETTE

Calmants contre les érections douloureuses pendant la période aiguë de la blennorrhagie.

Entourer le membre viril d'un linge imbibé d'eau froide souvent renouvelée, puis d'une lotion de racines de guimauve et de têtes de pavots.

En breuvage, des sirops d'orgeat et de la limonade.

DIXIÈME RECETTE

Anaphrodisiaques ou calmants érotiques,

Camphre, café noir, infusion ou décoction de nénuphar à faible dose.

ONZIÈME RECETTE

Contre le vaginisme et la vaginite simple.

1° Lotions opiacées, belladonnées, sachets émollients, repos et continence, usage des ferrugineux, irrigations fraîches et continues.

Dans le cas de persistance s'adresser à un médecin.

2° Injections émollientes, grands bains, boissons rafraichissantes, et lorsque l'inflammation est calmée, injections astringentes avec décoction de feuilles de noyer, de roses de provins, alun, sulfate de zinc, eau de goudron. Placer dans le vagin des tampons de linge fin contenant de la poudre d'alun, ou de petits sachets de gaze remplis de bouillie de poudre de riz ou de fécules de pommes de terre.

DOUZIÈME RECETTE

Dilatation artificielle du vagin.

Introduction quotidienne de mèches et bourdonnets de charpie ou d'éponges dont on augmente chaque jour le volume,

CINQUIÈME PARTIE

QUELQUES SECRETS D'ALCOVE

L'alcôve, ce sanctuaire de l'amour où s'opère le céleste et voluptueux sacrifice à Vénus, cette retraite silencieuse et discrète, où les soupirs se confondent et s'éteignent dans l'ivresse et le bonheur de l'âme et des sens ; l'alcôve, ce lieu d'exaltation sublime et de repos réparateur, est également celui où toute maladresse et toute inconvenance est une profanation.

L'élégance extérieure et la civilité sont autant de qualités et d'attraits qui rendent aimables et captivent les cœurs. La galanterie est un art prodigieux de dissimulations et les dehors trompeurs cachent souvent de tristes ou détestables réalités.

Il importe donc, puisque le monde aveugle est fasciné par le délicieux mirage de l'illusion, de faire durer, aussi longtemps que possible, cette image fictive et charmante.

Il importe même de la faire durer toujours, et de devenir réellement meilleur, en feignant incessamment de l'être.

L'oasis bienfaisante masque l'aridité du désert. A son approche, réelle ou apparente, le voyageur éprouve une de ces fortifiantes émotions que donnent le courage, la confiance et l'espoir.

La disparition brusque de l'horizon fascinateur l'écrase et l'anéantit. De telles défaillances le conduisent à sa perte.

Lorsque ce voyageur se nomme l'amour, le mariage est le chemin sur lequel les époux doivent placer incessamment des oasis bienfaisantes, vivifiantes et réparatrices des fatigues passées.

Combien souvent, hélas ! le désert apparaît dans toute sa nudité décevante, avant que sur ses lèvres altérées ait coulé le délicieux breuvage de la volupté.

A la source où il espérait désaltérer sa soif ardente, coulent le fiel et l'amertume. Le voyage lui semble trop long alors, l'horizon aride, et ne pouvant survivre à sa déception, il se meurt et s'éteint.

Jeunes gens, qui entreprenez cette traversée périlleuse, songez au voyageur du désert et souvenez-vous qu'il ne suffit pas d'organiser le départ, mais qu'il faut surtout embellir et agrémenter le parcours.

Songez que l'alcôve est l'oasis où vous devez donner, à celle qui vous accompagne, toutes les joies, toutes les satisfactions que vous lui avez fait espérer et sur lesquelles elle est en droit de compter.

*
* *

Le sarcasme populaire, en apprenant aux fiancés le trajet qu'ils ont à parcourir pour parvenir à la chambre nuptiale, sous cette figure imagée et railleuse : « Partant le matin du cap de Bonne-Espérance, vous passerez à l'île de la Réunion, pour arriver le soir en Perse », est d'un esprit gouailleur mais ininstructif.

Les hardis explorateurs peuvent être de victorieux conquérants ; mais il ne suffit pas de s'emparer, il faut aussi savoir se maintenir dans sa conquête.

Le vainqueur se laisse parfois trop facilement désarmer après la victoire. C'est alors que les apparences chevaleresques s'évanouissent et que l'aventure se termine par une piteuse prise de possession.

Tant de pittoresques allusions signifient enfin que le galant de la cour est ou peut être le rustaud de la vie conjugale.

*
* *

Je ne sais en effet sous quel prétexte futile, par quel sentiment scrupuleux de prude chasteté ou de convenance pudibonde, les règles de la bienséance ne franchissent jamais le seuil de la chambre à coucher, ne pénètrent point le mystère du chevet conjugal.

Grâce à nos tendances positivistes qui font du mariage une affaire de bourse dans laquelle la dot seule est discutée, il arrive que deux inconnus sont ainsi livrés l'un à l'autre, tout simplement parce qu'il y a équivalence entre leurs situations pécuniaires ou sociales.

Que se passe-t-il alors, et dans l'assaut qui va s'engager, quel est des deux le mieux préparé ?

Ils ne le sont ni l'un ni l'autre sans que, pour cela, les armes soient égales.

Dans son innocence craintive et troublée, la fillette d'hier, l'épouse d'aujourd'hui, se livre et s'abandonne, obéissant ainsi à l'unique initiation que sa mère lui a faite toute à l'heure en l'embrassant, les larmes dans les yeux, absolument comme si elle l'offrait en holocauste à quelque divinité sanguinaire.

Ce que doit rire le petit Cupidon !

Il est vrai que l'expérience est parfois un fruit amer dont on conserve le souvenir longtemps après l'avoir goûté, c'est pourquoi, dans sa tendresse maternelle, elle redoute, pour sa fille, l'épreuve inoubliable.

Elle sait qu'il n'y a point de rose sans épines et se rappelle que pour cueillir la rose on s'expose aux lacérations de ses aiguillons.

Pourtant elle la prépare :

(1) . . . . . . et lui dit ton mari
Pour tout ce qu'il demande a droit d'être obéi.

L'ingénuité convient à l'innocence et s'il est vrai qu'à la vierge la leçon est suffisante, il n'en est pas de même en ce qui concerne l'époux auquel on n'a rien dit et qui se pose inévitablement cette question sans réponse :

(2) *Voyons comment-rais-je m'y prendre.*

Puis il s'étonne de se demander cela, lui l'ancien viveur, qui a tout vu, tout appris qui connaît parfaitement le monde et plus spécialement la femme. Il n'en est pas à son début, puisque pour se marier il quittait avec regret et promesse de se revoir, il y a quelques jours seulement, sa dernière maîtresse de garçon.

*
* *

Pourtant il sent naître en lui une inquiétude profonde, il est tout bouleversé. Sa confiance accoutumée s'est changée en crainte. Dans ce moment solennel et décisif, l'amoureux entreprenant se sent envahir par un sentiment de trouble, d'anxiété, et se dispose à devenir, malgré lui, stupide ou brutal, ridicule ou grossier.

(1, 2). Extrait de « La première nuit de noce » monologue par Jules de Rioux.

C'est qu'en effet :

(1) Avec une étrangère, on risque le paquet,
Qu'elle s'offusque ou non, tant pis, le tour est fait.

mais avec sa femme :

(2)..., C'est bien une autre affaire.
Il ne faut rien risquer qui puisse lui déplaire
Et pourtant il faut bien toujours arriver là. ..

Un grand nombre de pucelles, restées, malgré tout, épouses sérieuses et fidèles, n'en sont pas moins pendant longtemps sous le coup de cette commotion première, lorsqu'elle a été désagréable.

La première nuit de noce est en effet, pour quelques-unes, une nuit de tortures et de douleur qui transforme les maris en bourreaux, [par conséquent en ennemis. Il s'ensuit que :

(3). Avec sa femme il faut se montrer très prudent,
Ne pas brusquer surtout cette fleur d'innocence,
Car souvent les débuts ont bien des conséquences.

*
* *

Après les tracas de la journée, le nouvel époux, au sortir du cabinet de toilette, fait son entrée dans la chambre parfumée des senteurs les plus subtiles et les plus exquises, où l'attend, depuis un instant seulement, frissonnante et pelotonné dans son lit, sa

(1,2,3) Extrait de « La première nuit de noce ».

nouvelle et légitime compagne. Il s'est débarrassé de ses vêtements et n'a pour tout costume, sur sa chemise de nuit, que la robe de circonstance.

Le déshabiller n'ayant pour l'homme rien de gracieux ni d'élégant, il est préférable, afin de s'administrer d'autre part les ablutions indispensables, de procéder à ce soin avant de se présenter.

Le bonnet légendaire doit être exclu de l'uniforme. Ce nocturne couvre-chef, qu'il soit rond ou pointu, de laine ou de coton est d'un grotesque outré, d'un ridicule parfait.

Un homme en chemise et en bonnet pointu, ressemble à ces pantins que l'on tire avec une ficelle, à ces innocents que l'on massacre à coups de tampons.

Le respect et les convenances exigent que l'on se découvre, à l'office, devant l'autel.

Le temple de l'amour, l'autel de Cupidon, sont-ils moins respectables ?

L'alcôve est plus qu'un temple, plus qu'une mosquée, plus qu'une cynagogue, c'est le paradis terrestre et c'est tête nue qu'il faut s'approcher de l'autel palpitant où doit s'opérer le divin sacrifice au plus charmant des dieux.

Certaines gens pensent qu'il est indispensable pour donner une preuve matérielle de sa vigueur et de sa puissance, pour témoigner plus ardemment son amour, de se livrer avec impétuosité aux devoirs du mariage.

Rien n'est plus inexact et plus détestable. La femme est une fleur délicate et sensible. La fragilité de ses organes inhabitués aux violentes secousses, ne saurait résister aux envahissements brusques et brutaux. La copulation immédiate et précipitée les déchire et les flétrit.

Quelle émotion pénible doit éprouver la malheureuse, lorsque, sans préliminaires, sans préparation, sous les secouses de celui dont elle espérait les plus délicieuses caresses, elle éprouve de douloureuses meurtrissures de la chair et des sens.

Quelques paroles d'amour et d'affection doivent au contraire, précéder et préparer, d'abord l'entrée au lit, ensuite le premier contact charnel.

Avant d'être engloutie dans la tempête des embrassements voluptueux, la jeune femme a besoin de confiance et de courage, d'où la nécessité de l'y amener lentement, avec délicatesse, sans brusquerie, sans attouchement indiscret et encore inconvenant.

C'est en la pressant doucement contre son cœur, dans la griserie des baisers et des protestations amoureuses, qu'insensiblement et de proche en proche, l'homme doit entrer en possession complète et définitive.

Dans la fusion des haleines et des âmes, dans cette communion sublime de l'esprit et du corps, la vierge emportée dans l'idéal oubli des sensations matérielles, s'abandonne, ravie, à l'étreinte de la volupté. C'est alors qu'elle l'attend et la désire ; c'est alors que rassurée et confiante, elle la provoque et s'y prête avec délice et complaisance, heureuse de trouver et de vivre l'idéal qu'elle avait rêvé.

Cependant et toujours, la prudence et la retenue s'imposent pour éviter les déchirures qui, trop souvent, font du premier coït une véritable perforation.

La membrane hymen est une barrière qu'il faut savoir ouvrir sans en briser furieusement les attaches. De stupides et barbares préjugés enseignent que la défloration doit inévitablement provoquer une abondante hémorrhagie, sans vouloir admettre d'autre preuve de virginité.

Prétendre que la chemise de la mariée doit être maculée de sang et se réjouir de la saignée est d'un véritable vandalisme, puisque celle-ci résulte plutôt de la conformation des organes, de l'étroitesse du vagin que du bris de l'hymen.

L'homme s'avancera donc avec précaution, tentera des essais préparatoires de l'entière pénétration, lesquels exciteront les organes extérieurs et feront préalablement entrer la femme dans les spasmes de la volupté. Les joies seront pour lui plus vives, plus intenses et de plus elles seront partagées.

Ces tentatives d'introduction fréquemment renouvelées, élargiront, sans meurtrissures, les parois vulvo-vaginales et permettront bientôt la consommation complète du baiser d'amour.

J'extrais du Gil Blas cette opinion de René Maizeroy sur les causes de l'adultère.

« — Les maladresses ou les brutalités de la première nuit de noces, de la difficile épreuve qui peut être simplement un effroyable viol légal, emplir à jamais de dégoût et de rancune un de ces cœurs délicats, sensitifs, candides, que l'Écriture appelle des vases d'élection, et Baudelaire des urnes d'amour, ou une bouffonnerie sans nom, dont on n'efface jamais en un impressionnable cerveau de femme le ridicule souvenir, ou aussi le prélude idéal, délicieux des sensations prochaines, la béatitude la plus absolue que puissent éprouver dans la vie deux êtres qui s'aiment, qui sont attirés l'un vers l'autre comme par d'incommensurables forces. Oui, de la première étreinte, des premières possessions, dataient leur mal, leurs angoisses, leurs répulsions peu à peu accrues, les mauvais rêves qui infiltrent dans une âme déjà hantée d'inconnu le germe de l'adultère, qui poussent les désenchantées à se donner coûte que coûte et souvent au premier venu.

— Et comment comprenez-vous donc cette si périlleuse nuit de noces ? interrompit alors Mme de Sanctis en rougissant un peu de la question scabreuse qu'elle posait un peu à l'étourdie au « jeune maître »

— Oh ! d'une façon toute simple, reprit Georges Raucourt sans s'émouvoir. Cette jeune femme ou plutôt cette jeune fille qui vient de se mettre au lit, qui voit pour la première fois un second oreiller s'étaler à côté de sa jolie tête décoiffée, ne sait rien de l'amour, du vrai amour, rien ou des à peu près qui augmentent encore son trouble, son détraquement. Elle se sent perdue dans l'ignoré comme si elle jouait au colin-maillard avec un bandeau sur les yeux. Elle attend, énervée, le cœur secoué de battements, curieuse et résignée à la fois, ce qui va se passer de nouveau dans son existence jusque-là paisible.

« Le mari doit donc d'abord, en quelque sorte, chercher à l'apprivoiser comme un oiseau pris au piège, l'accoutumer doucement, savamment, à son contact, à sa présence, l'étourdir, la griser par les mots les plus tendres, les plus câlins, et aussi par des baisers de plus en plus longs, de plus en plus audacieux, de plus en plus fous. Qu'il sache mater en lui la bête frémissante prête à se ruer vers cette chair blanche et rose qui sent bon comme les fruits que nulle main n'a encore effleurés. Qu'il ait le courage d'attendre l'inévitable moment ou l'œuvre d'amour s'accomplira de soi-même, où cette bouche rendra avec effusion, avec joie, les baisers qu'elle vient d'apprendre, deviendra insatiable, où ce corps souple frissonnera, vibrera enfin, sera prêt aux suprêmes souffrances, à l'ineffable et passager martyre, et qu'aussitôt il soit, mais sans tâtonnements, sans hésitation autant que sans rudesse, le mâle triomphant et fort qui reprend ses droits, qui est le maître.

« Quelquefois la femme sera réfractaire aux tendresses, froide, craintive, ne se livrera qu'à la longue, au bout de plusieurs nuits. Qu'il ne s'en impatiente pas, qu'il ne commette aucune faute, qu'il soit jusqu'à la fin bon, caressant, respectueux des pudeurs qui se prolongent, qui agonisent.

« Tel est, ce me semble, la meilleure manière de jouer ce rôle malaisé et quasi équivoque du mari devenu soudainement l'amant. »

Dans les cas d'hésitation mal entendue et d'introductions brutales, il se produit inévitablement, ainsi que je l'ai fait observer, des fissures qui rendent le coït actuel et les coïts subséquents très douloureux et insupportables. Ces affections produisent une contraction involontaire et invincible du sphincter vaginal, qui rend tout désir sexuel irréalisable. On les désigne sous les noms de *vaginisme* et *vaginites* ou inflammation douloureuse et contraction spasmodique et irrésistible du vagin que les meilleures volontés sont impuissantes à retenir. Pour vaincre cette résistance nerveuse, il faut en détruire les causes et guérir les organes affectés. (*Voyez recette n° 11*).

Cependant il arrive aussi que l'étroitesse de la vulve ou les résistances de l'hymen sont telles qu'il est impossible, même après de fréquentes et laborieuses tentatives de consommer le coït. Il est alors indispensable d'essayer la dilatation à l'aide d'un moyen mécanique (*Voyez Recette n° 12*). et s'il ne réussit pas et qu'il faille couper la membrane, de s'adresser à un homme de l'art.

Un obstacle d'une autre nature peut également s'opposer à la réalisation des désirs conjugaux.

Je veux parler de l'impuissance momentanée de l'homme, résultant d'une léthargie décevante de la verge, de ce défaut d'érection que j'ai mentionné au chapitre intitulé : *Causes générales de stérilité.*

*
* *

Une profonde émotion, la crainte, une joie intense, la satisfaction d'un violent désir nourri depuis longtemps, ont pour effet chez certains tempéraments nerveux de produire ce relâchement subit de toute énergie sexuelle, d'anesthésier l'organe copulateur.

Quand les nouveaux époux sont unis non seulement par le mariage, mais encore par les liens plus étroits, plus enveloppants de l'amour, leurs facultés se sont concentrées depuis plusieurs jours vers ce but commun de la confusion mutuelle et intime, et c'est au moment où ils l'atteignent, alors que le stimulant s'éteint dans la possession elle-même, qu'une réaction se produit et que s'éteint également la virilité,

Je ne citerai pas les pratiques grotesques auxquelles à ce sujet, de superstitieuses croyances ont donné lieu, surtout dans les campagnes.

Il n'y a dans ce fait très fréquent, ni maléfice de sorcier, ni matière à exorcisme, mais tout simplement un état latent d'activité, une influence du système nerveux sur les sens.

Pour les réveiller et les sortir de la torpeur, il faut chasser de son esprit toute préoccupation, se débarrasser dans les distractions excitantes des caresses, de la crainte absorbante qui cause cette inaction, laquelle pour être vaincue doit être oubliée.

Si le moyen ne réussit pas on procédera comme il est dit à la recette *n° 6*.

Abîmé dans le même bonheur, les nouveaux mariés se sont ainsi prouvé leur mutuelle affection.

L'aurore les ayant surpris dans les bras de Morphée, ils échangent sous la douce clarté de ses premiers rayons, un regard de tendresse et de reconnaissance. Le chatouillement mystérieux des ailes de l'amour provoque la rencontre de leurs lèvres encore altérées d'ivresse pour les unir dans le dernier baiser du matin.

L'horizon lointain de la vie commune leur apparaît alors radieux et charmant. O douce, mais hélas, bien changeante perspective. Le ciel serein de l'aurore s'obscurcit souvent avant le soir ; les gouttes bienfaisantes de rosée se transforment en grêlons et les beaux jours peuvent avoir de tristes lendemains. Non seulement on s'aperçoit que les goûts sont différents, les humeurs changeantes, mais encore, l'élan passionné du début se dissipe comme un feu de paille emporté par le vent.

Les brûlantes ardeurs se refroidissent et s'éteignent ; souvent l'épouse manifeste la première plus de froideur et d'insensibilité. Cette glaciale indifférence ne tarde pas à devenir funeste à l'harmonie conjugale. Le mari, auquel il reste encore un arrière-goût des fantaisies d'autrefois, se sent entraîné vers elles et pour commettre le premier adultère, il ne lui manque plus, dès lors, que l'occasion.

Pourtant il est toujours aimé ; le bon vouloir et les bienfaisances dont il est l'objet en sont une preuve convaincante, mais l'étincelle ne jaillit plus du baiser.

La raison en est bien simple et le remède facile, car de cette apparente indifférence, lui seul est coupable.

***

Les quartiers de la lune de miel écoulés, l'aiguillon de la chair persiste toujours, mais si l'amour est encore un besoin nécessaire, il tend à ne devenir que cela.

Par la force de l'habitude, l'homme le goûte avec le sans-gêne que l'on met à l'accomplissement des choses ordinaires de la vie. Pour lui, le plaisir est constant et invariable, et c'est pour cela qu'il ne s'explique pas l'inertie de celle qui le lui procure.

Les jouissances de la femme, comme celle de l'homme d'ailleurs, sont subordonnées à l'excitation préalable de ses organes copulateurs.

Leur conformation lui permet, il est vrai, de se livrer en toutes circonstances à l'acte sexuel : mais, pour que de ce rapprochement résulte le plaisir, il est nécessaire qu'il soit provoqué. Le coït n'y suffit pas toujours.

Certaines natures sanguines ou lymphatiques n'entrent en érection qu'après un temps trop prolongé pour qu'il parvienne à les y mettre.

Sous l'influence des caresses érotiques, au contraire, la circulation s'accélère, l'esprit s'exalte, les titillements font courir des frissons de bien-être, les appétits grandissent et les spasmes voluptueux de l'ivresse accompagnent l'enlacement final.

Réveiller les sens qui sommeillent, les accorder avec les siens et les mettre à l'unisson sont le plus efficace remède (1) contre l'inertie de la femme et la

(1) La crème Olympienne, dite La Voluptueuse, est un puissant stimulant qui réveille les organes endormis et fait naître chez les plus insensibles, l'impérieux besoin des voluptueux attouchements.

source des ravissements mutuels et réciproques qui font les délices de l'amour.

Le soir est le moment le plus propice à la copulation. Alors que le mélange et la douce chaleur des corps ont involontairement aiguisé l'acuité des sens, le coït délasse des fatigues de la journée, tranquillise l'esprit et prédispose au sommeil comme un délicieux narcotique.

Les érections du matin ne sont pas toujours le résultat d'un besoin naturel, mais seulement celui d'une excitation partielle due à la chaleur du lit ou à la réplétion de la vessie.

Elles sont constatées sans désir, sans attraction et ne doivent pas être considérées comme une bonne occasion dont il faille profiter pour sacrifier à Vénus. Le stimulus intérieur, l'appétit vénérien qui pénètre tout l'organisme doit seul, à ce sujet, être consulté.

*
* *

L'homme couvrant la femme, les lèvres sur les lèvres et les yeux dans les yeux, alors que les âmes s'unissent dans le même soupir, dans le suave contact des savoureux baisers, est la posture la plus favorable aux plaisirs de l'amour.

Plus naturelles que toutes les fantaisies inventées par la licence et la dépravation, elle n'est point, au surplus, l'ennemie du sensualisme.

Par elle, la possession est plus complète et l'acte plus commode. Du reste, les suprêmes délices de l'acte copulateur ne résultent pas essentiellement de la posture ou du frottement ; elles émanent surtout du cœur, de l'âme, de l'amour qui s'en dégage.

Un mot seulement de la position dite à rétro que conseille la prudence pendant la grossesse et qu'impose la nécessité dans les cas d'obésité.

Elle consiste à procéder au coït par derrière. La femme étant couchée sur le côté, les jambes ployées en avant, l'homme s'approche sans être gêné par les proéminences du ventre et sans risquer, par ses secousses, de provoquer un avortement.

*
* *

Mes conseils, jusqu'ici, se sont plus spécialement adressés au sexe fort. Que mes charmantes lectrices me permettent de ne point les oublier.

La femme est assurément l'idéale incarnation de l'amour, la réalisation la plus pure et la plus séduisante de notre conception du beau.

C'est d'elle que Schiller a dit : « Nous l'honorons et nous l'aimons parce qu'elle sème des roses célestes sur le cours de notre vie et nourrit, sous le voile pudique des grâces, les fleurs immortelles des nobles sentiments. »

L'amour émane de la femme comme le parfum

de la fleur. C'est avec un soin jaloux qu'elle doit, sous peine de déchéance, comme autrefois les vestales, en entretenir incessamment le foyer sacré pour le rendre adorable et fécond.

Douée d'un tempérament d'artiste, d'une sensibilité exquise, d'un goût raffiné, elle s'entend admirablement aux arrangements élégants, harmonieux et difficiles de la toilette.

Que l'alcôve soit également l'un des chefs-d'œuvre de son habileté féminine ; qu'elle en fasse une retraite délicieuse et charmante dont la beauté rejaillira sur elle.

René Maizeroy a bien raison quand il dit dans son étude sur l'amour et sur le baiser :

« Mais, devant nos meubles sans style qui se contentent d'être confortables, coquets, propices aux interminables causeries, aux flirts où l'amitié, peu à peu, devient de l'amour, devant ces chaises longues, tendues de soies aux tons maladifs, aux ramages fanés, larges, profondes comme des tombeaux, selon le vers admirable de Baudelaire, devant ces lits qui emplissent toute une chambre, bas mœlleux, démesurés, dressés, on le croirait, plutôt pour l'amour que pour le sommeil, comme l'on sent aussitôt que la femme est devenue toute-puissante, que toutes et tous — je parle de ceux qui vivent vraiment — nous sommes névrosés, corrompus, affamés de jouissances et de nouveau à en perdre la tête.

« Il semble que l'alcôve est devenue le but unique

où tendent nos espoirs, nos mélancolies, nos désirs. Nous avons fait du lit une sorte d'autel privilégié où toutes les idolâtries, toutes les luxures ont leurs dévots. Nous le voulons adorable, impressionnant, tentateur, digne d'être le refuge où tout s'oublie, tout s'apothéose, le paradis merveilleux où, par instants, l'on rêve de s'endormir à jamais, de finir la vie les lèvres agrafées aux lèvres de l'amant. »

***

Le plumage est à l'oiseau ce que la toilette est à la femme : un ornement ; mais c'est à l'alcôve qu'elle apparaît captivante et irrésistible : c'est là qu'elle se montre dans tout l'éblouissant éclat de sa splendeur réelle.

Qu'importent, maintenant, les chiffons du dehors ? La beauté troublante et victorieuse de la chair et des formes rayonne seule sous la lueur de la pâle veilleuse finement striée par la gaze des rideaux, et les regards éblouis du mari se promènent alors voluptueusement sur les onduleux contours aux ombres indécises et suggestives de ses grâces provocatrices.

Pourquoi l'ornement du décor ne viendrait-il par rehausser cet éclat ? Pourquoi n'apporterait-il pas son quantum d'agréables impressions pour aider aux transports divins et paradisiaques de la volupté ?

Que la froideur et la frigidité glaciales, ces causes d'éloignement et d'abandon, soient l'objet de ses préoccupations d'épouse aimable. S'il manque à ses sens endormis l'excitabilité nécessaire à leur réveil, qu'elle donne par une feinte habilement simulée l'illusion des pénétrantes sensations. L'amour et la satisfaction reconnaissante qu'elle y gagnera seront son excuse et sa récompense. D'autre part, dans le tournoi qui s'engage, la conformation de ses organes lui assure la victoire, et c'est en pure perte qu'un homme, quelque robuste qu'il soit, essayera des prouesses pour la faire capituler. Je lui conseille donc d'accueillir avec une bienveillante et complaisante satisfaction les caresses, quoique fréquentes, qui lui sont adressées. Que jamais la mauvaise humeur ou la hâte d'en finir ne vienne refroidir l'exaltation de l'offrande, et les liens du mariage ne seront jamais distendus.

Je n'insisterai pas sur la nécessité d'une minutieuse propreté ; cette question est assez longuement traitée dans une autre partie de cet ouvrage pour qu'il soit inutile d'y revenir.

L'haleine est le fluide subtil avec lequel s'échappe le soupir recueilli dans un baiser ; elle contribue beaucoup au crescendo des sensations aimables, mais à la condition d'être suave et parfumée. Une haleine forte, puante et repoussante, nuit considérablement à la confusion intime et voluptueuse des âmes et des corps.

Chers lecteurs et vous adorables lectrices, faites que la vôtre soit douce et bonne comme la brise embaumée par les senteurs enivrantes des fleurs printanières. Que vos baisers soient savoureux, qu'ils donnent l'illusion des roses dont on respire les parfums avec délice. Vous y gagnerez en amour, en attrait et en beauté. Les lèvres s'uniront à vos lèvres plus suaves et plus voluptueuses en de longs et célestes contacts. Vous ne verrez pas la bouche amie se détourner et s'éloigner avec dégoût; vous la sentirez au contraire se reposer longuement sur la vôtre pour y savourer le nectar énivrant qui s'en dégage. Et vous serez aimés et vous serez heureux. C'est la grâce que je vous souhaite.

Imp. A. Chiron, Niort.

TABLE ANALYTIQUE DES MATIÈRES

PREMIÈRE PARTIE

DEUXIÈME PARTIE

TROISIÈME PARTIE

QUATRIÈME PARTIE

www.ingramcontent.com/pod-product-compliance
Ingram Content Group UK Ltd.
Pitfield, Milton Keynes, MK11 3LW, UK
UKHW020920180726
13838UKWH00002B/652

9 782329 447056